AF346659

DU

PINCEMENT DES VAISSEAUX

COMME MOYEN D'HÉMOSTASE

3792-77. CORBEIL. — Typ. et stér. de CRÉTÉ.

DU

PINCEMENT DES VAISSEAUX

COMME MOYEN D'HÉMOSTASE

LEÇONS EXTRAITES DU SECOND VOLUME DES CLINIQUES CHIRURGICALES

DU

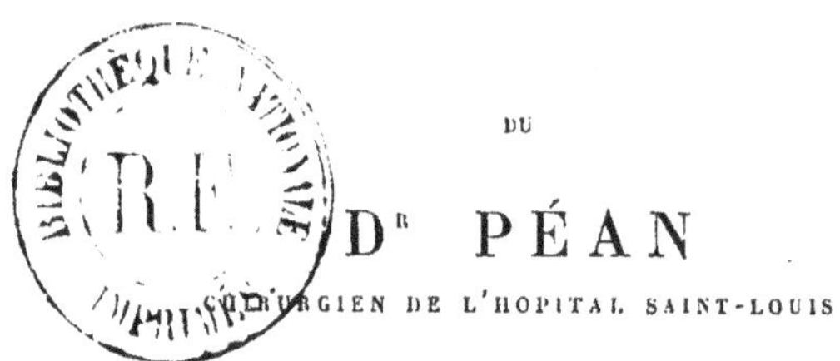

Dʳ PÉAN

CHIRURGIEN DE L'HOPITAL SAINT-LOUIS

SUIVIES

De la monographie sur la forcipressure de **MM.** les Docteurs
DENY et EXCHAQUET
ANCIENS INTERNES DES HOPITAUX DE PARIS

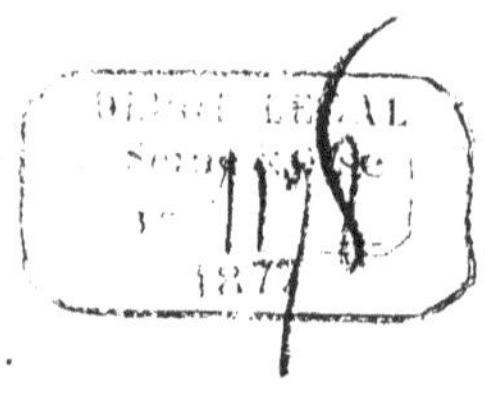

PARIS

LIBRAIRIE GERMER-BAILLIÈRE ET Cⁱᵉ
108, BOULEVARD SAINT-GERMAIN
Au coin de la rue Hautefeuille

1877

PRÉFACE

Les leçons comprises dans cette monographie sont extraites du second volume des *Cliniques chirurgicales de l'hôpital Saint-Louis*. Les quatre premières étaient imprimées et notre intention n'était point d'en faire un tirage à part, lorsque des circonstances sur lesquelles nous étions loin de compter sont venues modifier notre plan primitif. La brochure que nous publions renferme six leçons. Les premières avaient été faites dans le cours des mois de juillet et d'août 1875. Elles avaient pour but de bien montrer les nouveaux avantages que nous avions retirés du pincement des vaisseaux : de plus, pour répondre à un désir que nous avaient exprimé un grand nombre de nos confrères, nous avions recherché dans la science avec un soin minutieux les divers procédés d'hémostase qui présentent avec notre méthode la plus légère analogie. A cet historique rigoureusement exact succédaient de nouvelles considérations pratiques sur les indications et le mode d'application du pincement. De nombreuses observations recueillies dans nos divers services d'hôpital et dans notre pratique privée venaient à l'appui des lois que nous avions formulées.

Après les efforts que nous avons faits depuis dix ans pour amener nos confrères à adopter une méthode qui nous a rendu les plus signalés services ; après des opérations extrêmement nombreuses faites devant un public éclairé et attentif,

après que nous avions eu la satisfaction de voir la pince
hémostatique accueillie par beaucoup de chirurgiens non-
seulement de Paris et de la province, mais encore de l'étranger, nous n'aurions jamais songé que l'on pût avoir la pensée
de nous disputer le mérite si laborieusement acquis d'avoir
introduit en chirurgie une méthode nouvelle. C'est pourtant
ce qui est arrivé. Une revendication, entre autres, a été faite à
la Société de chirurgie par un chirurgien étranger en termes
tellement acerbes et tellement contraires au langage scientifique, que nous avons cru dans l'intérêt de notre dignité devoir
réduire à néant les assertions qu'elle renfermait. La cinquième
et la sixième leçon contenues dans le présent travail ont été
faites dans ce but. Ceux de nos lecteurs qui auraient conservé des doutes même légers sur la part qui revient au chirurgien de Strasbourg dans l'application du pincement hémostatique seront, nous l'espérons, complétement édifiés sur
ce point. Ils reconnaîtront de plus que, malgré les paroles
blessantes que notre adversaire n'avait point ménagées, nous
avons fait tout notre possible pour nous tenir éloigné de cette
violence de langage dont il nous avait donné le fâcheux
exemple, et qui prouve le peu de valeur de ses insinuations.

D'ailleurs l'homme qui, pour obtenir quelques séries heureuses, dont il parle uniquement, à tout propos, sur le ton de
l'emphase, choisit avec soin ses opérés, ne se contentera pas
des efforts stériles qu'il vient de faire pour s'emparer de ma
méthode d'hémostase : il voudra s'approprier de même tous
les perfectionnements que j'ai apportés à la pratique chirurgicale. Ces sentiments, dictés par un état maladif, nous portent plus à le plaindre qu'à le blâmer. Aussi nous refuserons
de le suivre désormais sur un pareil terrain et nous dédaigne-
rons de répondre à ses grossières altercations. Comme par le
passé, nous nous contenterons de livrer à la publicité les faits

tirés de notre pratique, et plus spécialement ceux de notre service hospitalier. Ils passent sous les yeux d'un nombre de
confrères français et étrangers assez grand pour qu'il ne soit
pas nécessaire d'en établir plus longuement l'authenticité.

Outre ces leçons, nous avons fait faire un nouveau tirage
de la monographie de MM. Deny et Exchaquet, afin de pouvoir l'ajouter à cette publication. De la sorte, les chirurgiens
qui voudront prendre connaissance de la question auront,
sous les yeux, des documents complets qui leur permettront
de mieux suivre les phases de la question à la vulgarisation
de laquelle nous avons consacré tant d'efforts.

PREMIÈRE LEÇON

DU PINCEMENT HÉMOSTATIQUE

Messieurs,

Nous reviendrons aujourd'hui sur un sujet que bien des fois déjà nous avons eu l'occasion d'étudier longuement ensemble : l'*hémostasie par pincement*.

Ceux d'entre vous qui ont assisté à mes leçons, soit à Saint-Antoine, soit dans cet hôpital, connaissent les services que cette méthode a rendus jusqu'ici et se font une juste idée de ceux qu'elle est appelée à rendre encore. Il a fallu, malgré tout, une expérience de plusieurs années pour que le pincement triomphât des défiances qui l'avaient accueilli à son origine. Je l'employais constamment et depuis longtemps dans les mêmes conditions qu'aujourd'hui ; mes élèves, mes aides, les fabricants d'instruments de chirurgie qui assistent ordinairement à nos opérations, en avaient reconnu les avantages, les mentionnaient de tous côtés et personne ne songeait à en profiter. Enfin quelques-uns de nos collègues des hôpitaux se décidèrent à entrer dans la même voie que nous. M. Verneuil fit le premier connaître à la Société de chirurgie l'utilité du pincement qu'il appela *forcipressure*. Bien que son travail eût pour base un nombre restreint d'observations, il contribuait à démontrer ce que j'avais avancé tant de fois : que la pince est un auxiliaire précieux dans les opérations et

qu'elle est capable de suppléer à l'insuffisance des autres
agents d'hémostase, sinon de les remplacer tous (1).

Au moment où M. Verneuil faisait sa communication, deux
de mes internes, MM. Deny et Exchaquet, publièrent un court
résumé des leçons que j'avais professées, en 1874, sur le même
sujet (2).

Vous vous demanderez probablement, Messieurs, pourquoi
je n'ai pas, comme eux, adopté le mot forcipressure, qui a
reçu la consécration de la publicité. Je comprends d'autant
mieux cette question que l'expression est rationnelle et élé-
gante et que sa terminaison se rapproche assez de celle d'autres
mots employés communément jusqu'à ce jour, pour ne pas
compliquer inutilement notre nomenclature chirurgicale. Malheureusement, ces qualités sont annihilées par un défaut de
précision regrettable.

Que signifie, d'après son étymologie, le mot forcipressure?
Pression avec la pince. A ce titre la compression médiate
avec des instruments à deux branches, comme celle que
fait Galiay dans les hémorrhagies de la paume de la main ; la
compression excentrique et bilatérale de Dupuytren dans l'o-
pération de la taille, pourraient être rangées parmi les variétés de la forcipressure. Je crois, Messieurs, que vous avez déjà
repoussé toute assimilation entre ces procédés et ma méthode.

Je m'en tiendrai donc dans les leçons que je me propose de
vous faire désormais au mot *pincement* dont la forme n'est
ni latine, ni savante sans doute, mais dont la signification
n'est pas assez élastique pour prêter à des confusions toujours
regrettables.

C'est également pour éviter toute équivoque que je repren-
drai aujourd'hui même l'historique de la question. Vous
verrez comment certains chirurgiens ont été amenés à chercher
dans la pince un agent d'hémostase ; je tâcherai de vous
montrer les germes d'insuccès que renfermaient les procédés

(1) V. *Bulletins et mémoires de la Société de chirurgie de Paris*, année 1875,
pp. 17, 108, 273, 522, 646.

(2) *De la forcipressure*. Paris, 1875. Brochure annexée aux *Leçons de clinique
chirurgicale*, de l'année 1875.

mis en usage et qui les ont fait rejeter aussitôt après qu'ils ont
été expérimentés.

ÉTUDE HISTORIQUE SUR LE PINCEMENT.

La ligature, que le génie d'Ambroise Paré avait fait accepter
presque sans conteste, fut pendant plus de deux siècles considérée non-seulement comme le meilleur, mais encore l'unique
moyen d'hémostase pour toutes les hémorrhagies artérielles.

Vers la fin du dix-huitième siècle, une légère réaction se
produisit contre elle : on s'aperçut qu'elle était difficilement
applicable dans certains cas, que dans d'autres elle n'était pas
sans danger. Il suffit presque toujours qu'un mal soit signalé
pour qu'on s'efforce d'en trouver le remède. C'est ce qui arriva
pour la ligature. Malheureusement, les premières tentatives
répondirent mal aux intentions de leurs auteurs : du presse-
artère de Deschamps, des lames de plomb de Percy, nous
n'avons guère conservé que le nom. Ces insuccès ne décou-
ragèrent personne ; vous verrez dans le cours de cet historique
qu'un procédé est à peine oublié quand un autre de même nature est de nouveau préconisé ; que la description d'une pince
hémostatique provoque immédiatement des descriptions d'instruments semblables et fait surgir de nombreuses revendications de priorité.

Des chirurgiens ont avant nous comprimé des artères ou des
veines volumineuses avec des instruments solides et ingénieux ;
d'autres ont fait de l'hémostasie temporaire dans le cours de
toutes les opérations ; un seul, Nunneley, a entrevu la possibilité et la valeur de l'hémostasie définitive au moyen d'un pincement. Nous passerons en revue les différents travaux dans
lesquels sont décrits ces procédés, et, dans un court résumé,
nous tâcherons de vous montrer où en était la question lorsqu'à
notre tour nous avons pratiqué le pincement hémostatique.

Nous verrons ainsi le pincement appliqué : 1° aux plaies
artérielles et aux anévrysmes ; 2° à l'arrêt d'hémorrhagies dé-
terminées, celles qui compliquent la taille ou la hernie étranglée par exemple ; 3° à toutes les hémorrhagies.

§ I

PINCEMENT DANS LES PLAIES ARTÉRIELLES ET LES ANÉVRYSMES.

(Morceaux de bois — lames de plomb — compresseurs artériels.)

Desault, un des premiers, voulut ajouter à la ligature des procédés de compression immédiate, faciles à mettre en usage lorsqu'elle serait insuffisante. En 1787, il dut, dans un cas de nécessité absolue, recourir à l'un d'eux. A la suite d'une plaie de la fémorale, la ligature d'un seul bout, celle des deux bouts ne mirent point à l'abri d'hémorrhagies consécutives. Desault alors dénude l'artère, passe au-dessous d'elle une mince palette de bois, en place une seconde au-dessus, et, à l'aide de fils convenablement serrés, il aplatit le vaisseau entre elles ; les hémorrhagies ne reparurent point (1). Desault ne fut pas sans réfléchir longuement à l'avantage que présentait son procédé d'urgence. Il fit même construire pour en faciliter l'application divers instruments, que Percy appelle de *petites machines en bois*, répondant probablement tous à la même indication. Aucun d'eux n'a été adopté par les chirurgiens de son temps et Desault lui-même ne nous en a pas laissé la description.

Percy se servit au lieu de morceaux de bois de lames de plomb, dans lesquelles il enroulait les vaisseaux. Ce procédé expérimenté sur les chevaux ne fut guère employé que deux fois chez l'homme ; la première observation d'hémostasie par la lame de plomb est due à Percy lui-même. Il réussit à arrêter de cette manière des hémorrhagies rebelles consécutives à une ulcération cancéreuse de la fémorale (2) ; la seconde observation est due à Paletta (3). Ce chirurgien ayant eu à la suite d'une castration des accidents graves dus à la ligature en

(1) *Jour. de méd., de chirurg. et pharm.*, 1790, t. LXXXIII, p. 54.
(2) Verneuil, *loc., cit.*, p. 282.
(3) *Siebold's Chiron*, t. I, 1805.

masse du cordon, préféra, dans une opération ultérieure, l'entourer d'une lame de plomb qu'il serra à la manière de Percy.

Voilà, direz-vous, deux méthodes d'hémostase qui ne ressemblent guère au pincement. Peut-être même croyez-vous qu'il faudrait étendre démesurément le champ de la forcipressure afin de pouvoir les y ranger. Je n'ai pas à discuter cette remarque qui me semble parfaitement juste.

Mais si l'on ne peut voir dans les morceaux de bois ou les lames de plomb, les ancêtres même préhistoriques de la pince, on ne doit point les passer pour cela sous silence. Vous ne pourrez avoir une idée juste de l'évolution de la méthode que si vous connaissez les tâtonnements des premiers jours.

Moins de vingt ans après les tentatives malheureuses de Percy et de Desault, apparurent pour la première fois les compresseurs artériels en forme de pince. Duret en décrit un dans sa thèse inaugurale (1). Cette pince anévrysmale, comme il l'appelle, a été construite surtout en vue de la compression

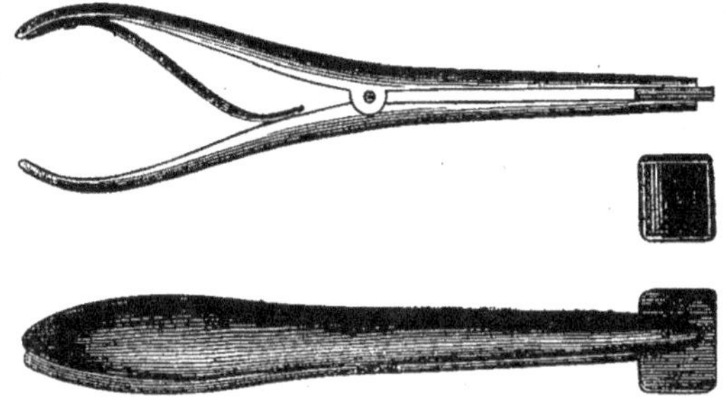

Fig. 1. — Pince anévrysmale de Duret.

des grosses artères (voy. fig. 1). Elle exige pour être appliquée une dénudation complète du vaisseau et elle doit rester en place pendant plusieurs jours.

La pince de Duret ne fit guère parler d'elle ; en revanche le presse-artère dont Assalini donna la description l'année suivante, eut une période de vogue indiscutable. La construction de cet instrument était plus parfaite que celle de la pince

(1) *Sur la compression immédiate des artères dans l'opération de l'anévrisme.* Paris, 31 juillet 1810, n. 85.

de Duret (voy. fig. 2). Était-ce une invention réelle ou un simple perfectionnement? Nous sommes disposé à accepter la seconde opinion. Rien d'ailleurs n'est plus difficile à élucider

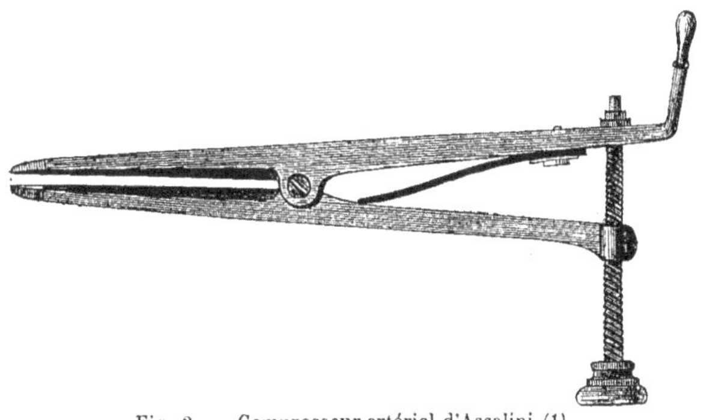

Fig. 2. — Compresseur artériel d'Assalini (1).

que ces questions de priorité lorsqu'il s'agit d'une méthode et surtout d'un instrument.

Si nous en croyons deux revendications postérieures à la thèse de Duret, sa pince elle-même n'aurait été qu'une copie mal comprise d'instruments déjà construits dans le même but. « Dans un petit mémoire sur la compression immédiate que j'ai soumis au jugement de M. Roux en 1809, un an avant que M. Duret présentât sa thèse, écrivait Lévêque

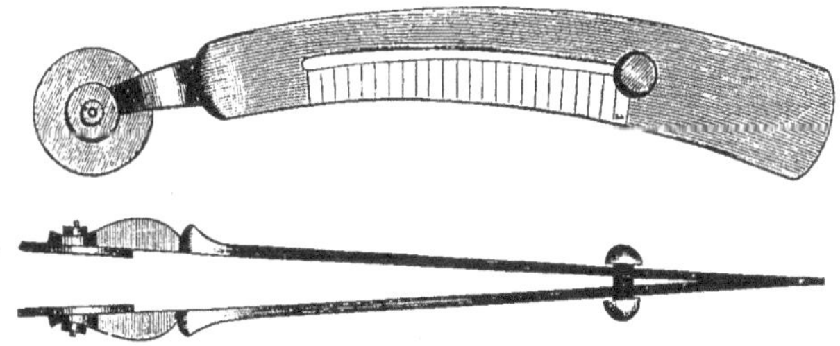

Fig. 3. — Compresseur de Percy (2).

en 1812, j'ai aussi décrit un instrument compressif qui me paraît laisser plus de facilités pour graduer à volonté la com-

(1) Gravure extr. du *Manuale de chirurgia*. Napoli, 1824.
(2) *Ibid*. du Mémoire de Ristelhueber.

pression et proportionner les efforts du levier aux résistances

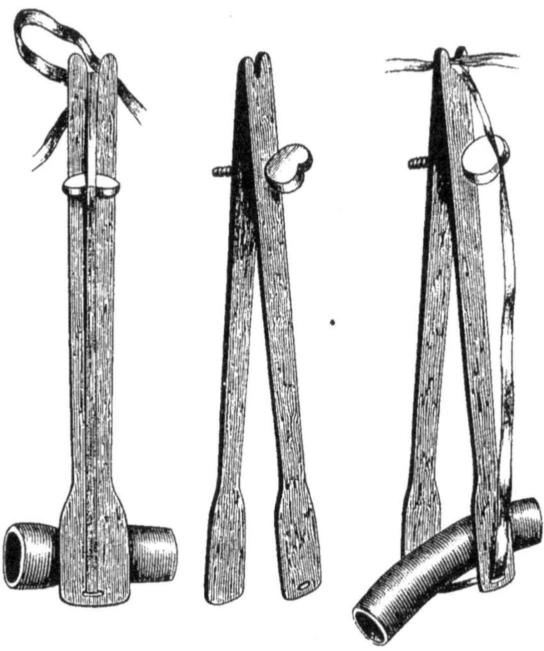

Fig. 4. — Pince artérielle de Ristelhueber.

qu'il peut avoir à vaincre (1). » Ristelhueber dans un travail lu à la Société de médecine de Strasbourg en 1817 (2), parle de trois instruments destinés à l'hémostase, deux pinces, l'une employée par Percy (voy. fig. 3), l'autre dont l'idée lui appartient (voy. fig. 4) et une sorte de podomètre construit par un fabricant nommé Sir Henry (voy. fig. 5).

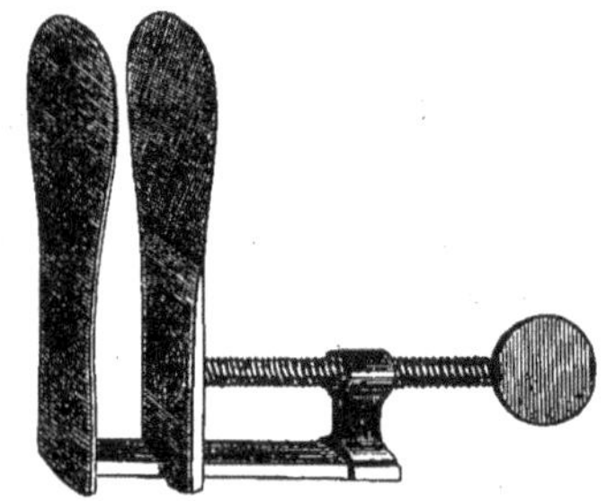

Fig. 5. — Compresseur de Sir Henry.

Tous ces instruments se ressemblent d'une manière frap-

(1) *Considération pour servir à l'histoire et au traitement des anévrysmes externe.* Paris, 22 août 1812, n. 152.

(2) *Mémoire de la Société médicale d'émulation,* 1817.

pante. Leurs inventeurs ont-ils eu en même temps la même idée
ou l'un d'eux s'est-il emparé sans scrupule de celle d'un autre?
Que Duret ait profité des leçons de Percy, qu'Assalini ait eu
connaissance de la thèse de Duret, ce sont des questions que
nous ne tenterons point de résoudre ; ce qu'il y a de certain,
c'est que la pince d'Assalini fut la seule dont l'usage se ré-
pandit. En Italie, Monteggia, Brutti et Assalini lui-même
traitèrent avec succès des anévrysmes par ce moyen. Paolo
Cancer l'employa en même temps que la ligature à la suite
d'une plaie de deux artères de l'avant-bras. Dans plusieurs
de ces cas l'instrument répondit aux espérances qu'il avait
fait concevoir. Assalini voulut alors donner une plus grande
publicité à sa découverte. Il fit, en 1814, un voyage en Angleterre et en Irlande, et montra son compresseur aux chirurgiens de ces deux pays. Travers l'expérimenta sur les ani-
maux (1), Crampton l'adopta en principe, mais le modifia
dans sa forme. Les autres chirurgiens réservèrent leur jugement ou s'en tinrent à la ligature. A partir de ce moment
on n'a plus parlé du compresseur d'Assalini que pour le
rejeter.

« Tous ces instruments, dit Bérard, dus à Deschamps, à Assalini, Forni et Crampton, ont pour inconvénients d'irriter
violemment les plaies et de disposer à l'ulcération de l'artère dont ils ne ferment violemment le canal que d'une
manière incomplète. Il est donc complétement inutile de
s'y arrêter plus longtemps (2). » Cette sentence d'excommu-
nication ne fut ni contestée, ni relevée, et, pendant plus de
vingt ans on ne pensa plus aux pinces ni aux compresseurs
artériels.

En 1865, M. de l'Estrange de Dublin s'en servit de nouveau.
La construction et le principe de son instrument rappellent celui de Sir Henry, ou mieux encore le cathéter dont nous nous
servons pour retirer les corps étrangers de la vessie (voy. fig. 6).
Aura-t-il un meilleur sort que ses devanciers? Je n'ose l'espé-
rer. Il y a plus de dix ans que M. de l'Estrange l'a fait connaître

(1) *Méd. chir. trans.*, t. VI, p. 648, 1815,
(2) *Dict. de méd.*, en 30 vol., art. LIGATURE.

et peu de personnes en ont parlé. M. Porter de Dublin a publié seul un cas dans lequel il l'a employé avec succès ;

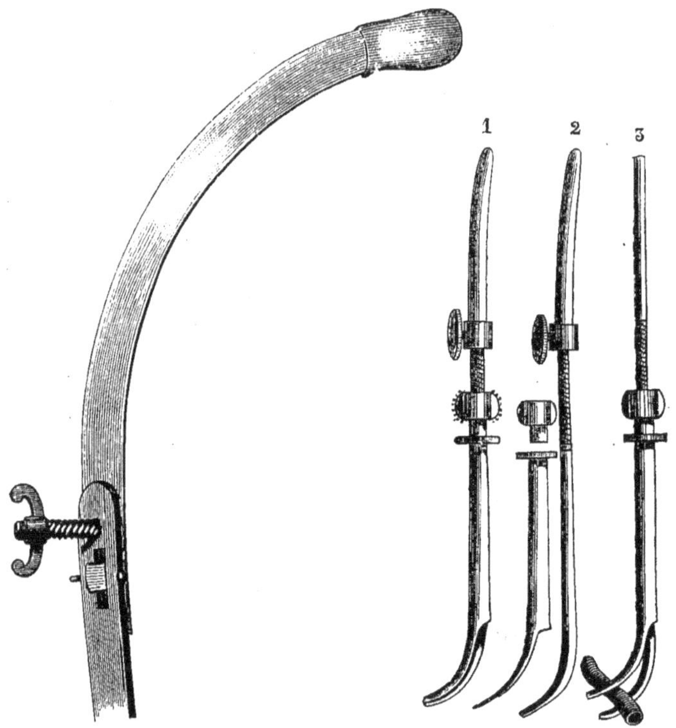

Fig. 7. — Compresseur de Löffler
     pour la carotide.

Fig. 6. — Compresseur de
     de l'Estrange.

nous ne savons pas si son inventeur ne l'a point abandonné
lui-même.

Que dire de ces tentatives répétées de ce problème de la
suppression de la ligature toujours posé et jamais résolu ?
Une seule chose à mon avis : cette suppression est une nécessité à laquelle le pincement seul peut répondre. En France,
en Italie, en Angleterre, la question est présentée avec la
même netteté et des procédés pour ainsi dire identiques sont
préconisés à différentes époques dans le même but. Cette si-
militude historique est un argument que l'on peut joindre à

tous ceux que je vous ai donnés ou que vous avez tirés vous-mêmes de ma pratique.

Je ne vous ai parlé, Messieurs, que des instruments dont les analogies avec la pince sont indiscutables et qui, comme elle, saisissent directement entre leurs mors les vaisseaux à comprimer ; je pourrais joindre aux précédents d'autres compresseurs à deux branches comme celui de Löffler pour la carotide (1) (voy. fig. 7), les serre-nœuds à plaques, tels que le serre-artères de Deschamps et celui d'Ayrer (voy. fig. 8 et 9). Mais tous ces instruments se rapprochent plus par leur

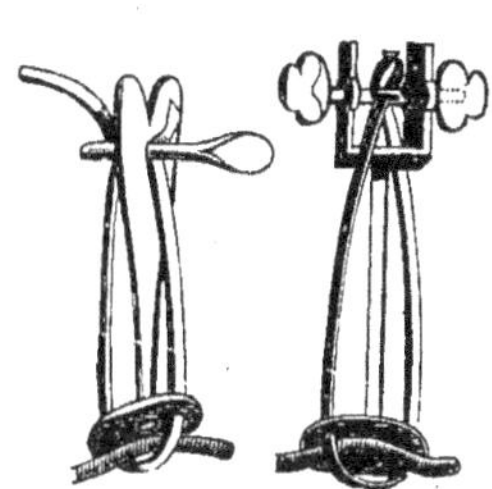

Fig. 8 et 9. — Presse-artères de Deschamps et d'Ayrer.

forme et leur construction des tourniquets que des pinces proprement dites : je crois devoir les négliger.

§ II

(Tourniquets pour la méningée — compresseurs pour l'épigastrique — serres-fortes.)

On a tenté de comprimer avec des instruments présentant une lointaine ressemblance avec la pince, la méningée pendant l'opération du trépan, les vaisseaux de la cloison des narines, les artères profondes de la main, l'épigastrique pendant la kélotomie ; on a voulu arrêter de la même manière les hémorrhagies qui compliquent la taille, celles qui surviennent après les piqûres de sangsues, enfin toutes les hémorrhagies veineuses.

A. *Trépanation*. (Tourniquets de Foulquier, de Portal, de Carl. Graefe.) — Je ne vous entretiendrai pas longuement des trois appareils dont je viens de vous rappeler les noms. Le tourniquet de Foulquier seul mérite une mention. Au moyen

(1) Van Goescher. Abhandl, von d. Wunden übersetz. aus d. Hollend. von Loffler. in-8°. Leipzig, 1796.

de cet instrument l'artère est aplatie entre deux plaques mobiles ; c'est là le seul point qui le rapproche de la pince.
(voy. fig. 10). Ceux de Portal et de C. Graefe qui compriment
le vaisseau contre la surface des
circonvolutions cérébrales ne sau-
raient entrer dans cet historique.

B. *Hémorrhagies nasales.* —
Lorsqu'on enlève une tumeur des
narines ou des fosses nasales, on
peut faire l'hémostasie sur la cloi-

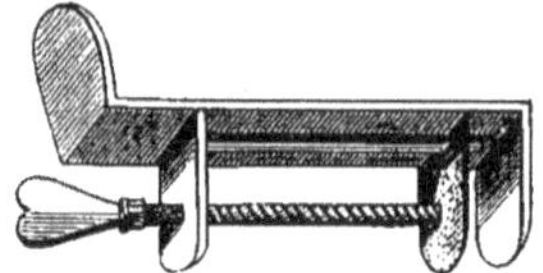

Fig. 10. — Tourniquet de Foulquier.

son avec une lame de plomb repliée en deux et serrant à la
manière d'une pince. Richerand, qui recommande ce procédé (1), ne semble pas se douter qu'on a fait déjà de la lame
de plomb un usage analogue.

C. *Hémorrhagies de la paume de la main.* — L'instrument
construit par M. Galiay de
Tarbes ne diffère de la pince à
feu ordinaire que par une vis
de pression qui peut en rapprocher les branches à volonté (voy.
fig. 11). Lorsqu'une hémorrhagie se fait par les vaisseaux profonds de la main on exerce une
compression énergique et per-
sistante en serrant convenablement la vis. Afin d'éviter la
douleur que le contact immé-
diat des palettes terminales avec
les tissus ne manquerait pas
de produire, on applique au-
dessous d'elles des rondelles
d'agaric ou des compresses
graduées (2). Ce moyen d'hé-

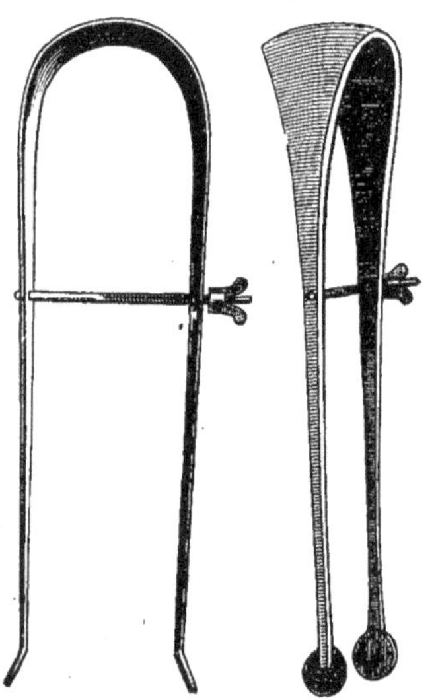

Fig. 11. — Pince de Galiay.

mostase est ingénieux, simple et pratique ; je n'ai l'intention
ni de le blâmer, ni de le rejeter d'une manière absolue. Mais,

(1) *Nosographie chirurgicale*, 5ᵉ édit., 1821, t. IV, p. 181.
(2) *Bulletin thérapeutique*, 1850, t. XXXIX, p. 73.

M. Galiay serait certainement le premier surpris si on lui disait qu'il arrête les hémorrhagies de la paume de la main par le pincement des vaisseaux divisés.

D. *Hémorrhagies qui compliquent l'opération de la hernie étranglée.* — Vous pourrez voir dans le traité de Chopart et Desault (1) un procédé d'hémostase qui d'après eux peut rendre de vrais services, lorsqu'une hémorrhagie de l'épigastrique vient augmenter les difficultés de la kélotomie. Une des branches de la pince à pansement ordinaire convenablement garnie d'amadou est introduite dans l'anneau dilaté ; l'autre comprime les téguments au dehors ; toutes les deux

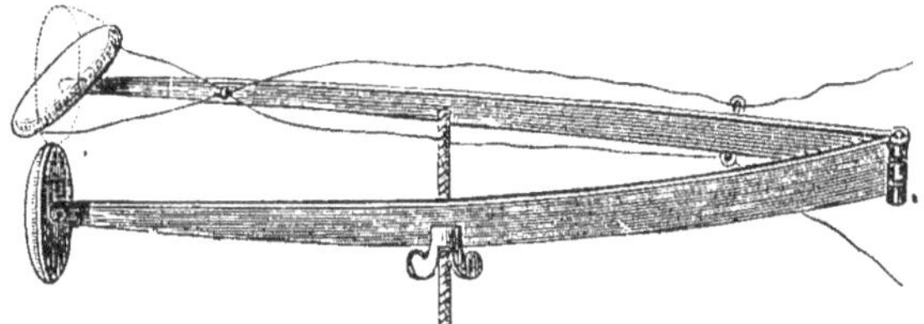

Fig. 12. — Compresseur de Schindler pour l'épigastrique.

sont maintenues rapprochées au moyen d'une bandelette agglutinative. — Quelques années plus tard Thillaye (2) conseilla le même procédé ; seulement au lieu de la pince à pansement il recommanda la pince à polypes. Ce chirurgien ne nous a pas dit que Chopart avait employé avant lui ce procédé. D'autres l'ont également inventé de seconde main ; Schindler et Hesselbach (3) (voy. fig. 12 et 13) ont fait construire des compresseurs destinés spécialement à l'épigastrique. Ils ont subi le sort d'instruments plus avantageux, et sont vite tombés dans un oubli si profond que probablement personne ne songera jamais à les en tirer.

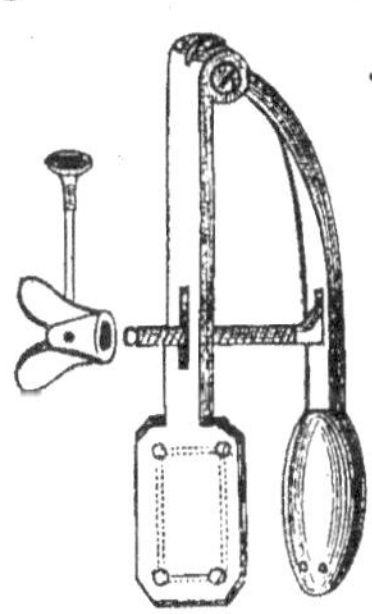

Fig. 13. — Compresseur de Hesselbach.

(1) Paris, 1797.
(2) *Traité des bandages et appareils.* Paris, 1815.
(3) Pour la description et la figure de ces instruments, voir Kromholz, *Akologie.* Prag., 1825.

E. *Opération de la taille.* — Cette fois encore ce fut un accident qui détermina le chirurgien à recourir à la pince. Antoine Dubois, n'ayant pu réussir à lier une artère profonde qui donnait du sang pendant une taille périnéale, la saisit avec une pince à ligature qu'il laissa en place. Le lendemain l'hémorrhagie ne reparut point quand on enleva la pince. Richerand mentionne ce fait avec éloge et conseille de recourir toujours en pareil cas au même procédé. Dupuytren le connaissait peut-être lorsqu'il adopta pour des circonstances analogues une pince hémostatique à pression excentrique. « Imaginez, dit celui qui l'a décrite dans un journal de l'époque, une pince à dissection ordinaire dont les branches soient aussi larges à leur extrémité qu'à leur talon et que l'élasticité des branches soit telle qu'elles tendent à s'éloigner avec force quand elles sont rapprochées par la pression des doigts (1). »

Dubois et Dupuytren n'ont probablement guère trouvé d'imitateurs et leurs procédés sont à peine mentionnés par ceux qui les ont suivis.

F. *Piqûres de sangsues.* — En 1824, Henneman de Schwerin publie un long mémoire sur les usages thérapeutiques des sangsues (2) ; il mentionne la nécessité d'arrêter le sang aussitôt après leur enlèvement, signale les inconvénients que peut avoir pour les enfants anémiques une hémorrhagie un peu abondante. Mais il n'est pas toujours facile de faire l'hémostase immédiate dans ces conditions. Henneman a eu lui-même affaire, il y a quelque temps, à un enfant indocile qui arracha violemment une sangsue et ne voulut supporter aucun des appareils destinés à arrêter l'hémorrhagie. Cependant, le sang coulait au point d'inspirer des craintes pour la vie du petit malade. Henneman fit alors à la peau un pli qu'il saisit avec la pince artérielle à coulisse qu'il avait dans sa trousse et au bout d'un quart d'heure l'hémorrhagie était complétement arrêtée. Ce fut un trait de lumière. Pourquoi ne généraliserait-on pas une pratique si simple et si efficace ? Toutes les fois que chez les enfants une hémorrhagie est dif-

(1) *Bulletin de thérapeutique*, 1836, t. XXV.
(2) *Rüst's Magazin*, t. XVI, 1824.

ficile à arrêter il suffira de plisser les téguments et de laisser
une pince en place pendant quelque temps. Il est vrai que
chez les adultes cette pratique rencontre des difficultés à cause
de l'épaisseur et de la rigidité des téguments.

Le procédé de Henneman rencontra peu d'adeptes au début.
Rust a même soin de nous apprendre dans une note ajoutée au
mémoire de son compatriote qu'il décline toute responsabilité
au sujet de l'article précédent; que pour son compte il préfé-
rera toujours à la pince à sangsues le cautère actuel aussi
sûr et d'un emploi plus général.

En France diverses tentatives furent faites pour arrêter les
mêmes hémorrhagies.

« M. Hatin, dit Lisfranc (1), conseille de fendre une tige de
bois parallèlement à son axe et jusqu'à la moitié de sa longueur : on pince la peau qui entoure la petite plaie; on l'engage entre les branches de cette tige ; elles se rapprochent sur-
le-champ; elles exercent ainsi une compression très–avantageuse ; mais, pour avoir la quantité nécessaire des téguments,
il faut qu'ils jouissent d'une grande mobilité; c'est ce qui n'a
pas toujours lieu. »

Les docteurs Melliez et Delioux ont fait usage dans le même
but de la pince à ligature et de la serre-plate. « Deux fois, dit
M. Melliez (2), il m'est arrivé de maintenir la piqûre comprimée
entre les mors d'une pince à ligature, et je m'en suis très-
bien trouvé. Les deux épreuves que j'en ai faites m'autorisent
à traiter ce procédé avec plus d'indulgence que ne le fait
M. Hervieux, et je pense d'ailleurs qu'en le combinant avec la
cautérisation et avec les styptiques, on abrégerait son temps
d'application et on assurerait, en outre, l'action de ces derniers. » Delioux modifia la serre-fine de Vidal dont il élargit les
mors et à laquelle il donna le nom de serre-plate (3). Le
mode d'application est le même que celui des instruments
dont nous avons parlé.

G. *Hémorrhagies veineuses.* — Si la ligature des artères a

(1) *Précis de médecine opératoire*, p. 314. Paris, 1845.
(2) *Bullet. de thérap.*, t. XLV, 1853, p. 552.
(3) *Gaz. méd. de Paris*, 1854, p. 69.

toujours compté des partisans nombreux, en revanche celle des
veines a été longtemps discutée. Des chirurgiens de la plus
grande valeur l'ont rejetée d'une manière absolue. « Et pourtant, dit M. Porter, on a dans certaines amputations affaire à
des hémorrhagies veineuses extrêmement redoutables et qu'il faut à tout prix arrêter. » Il
préconise dans ce but la pince de Dieffenbach (1), c'est-à-dire une sorte de serre-forte
à branches croisées identique à celle dont nous
nous servions au début de notre carrière. Cette
pratique aurait pour avantage de produire une
hémostasie parfaite, de n'exposer ni à la phlébite, ni à l'érysipèle, ni à l'infection purulente.
On laisse la pince à demeure, et un fil placé
à son extrémité permet de l'enlever le lendemain de l'opération sans la moindre difficulté.
M. Collis, un des élèves de Porter, eut l'occasion
de pratiquer peu après le pincement des veines dans une amputation et en obtint un excellent résultat.

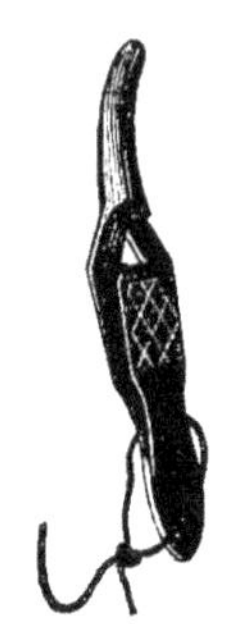

Fig. 14. — Pince
de Dieffenbach
employée par
Porter.

Cette fois nous nous trouvons en présence d'un procédé
incontestablement rationnel et susceptible d'un usage beaucoup plus étendu que tous ceux que nous avions vus jusqu'ici.
Il est regrettable que M. Porter n'ait pas songé à l'appliquer aux
artères et qu'il se soit borné à se servir pour ces dernières du
compresseur de l'Estrange dont l'application ne pouvait être
que restreinte. A part cette réserve nous ne saurions trop
louer l'heureuse inspiration de ce chirurgien qui, le premier,
a fait l'hémostasie définitive, mais qui malheureusement ne
l'a faite que pour les veines.

Nous en avons fini, Messieurs, avec les applications particulières et locales du pincement. Des chirurgiens dont nous
avons analysé sommairement les écrits, les uns ont pincé
véritablement les vaisseaux ; les autres les ont comprimés à
distance avec des instruments le plus souvent défectueux.
Nous allons maintenant passer à des travaux d'un autre ordre.

(1) *The Dublin journal of med. sciences*, 1863.

Au lieu d'avoir en vue un seul vaisseau ou une seule opération, leurs auteurs ont eu réellement des idées générales : ils ont entrevu, en un mot, une méthode hémostatique ; quelques-uns même l'ont appliquée. Est-ce celle que je vous recommande dans toute son intégrité ? C'est là ce que nous rechercherons ensemble.

§ III

DU PINCEMENT COMME MÉTHODE GÉNÉRALE D'HÉMOSTASE.

Si vous voulez pour un instant vous reporter au travail de MM. Deny et Exchaquet, vous vous rappellerez que je pratique le pincement dans trois conditions : 1° pour arrêter le sang pendant le cours d'une opération et éviter les ennuis et les complications causés par la nécessité de faire à tout instant des ligatures ; 2° que je laisse sur les vaisseaux de toute nature et de tout calibre des pinces à demeure destinées à produire leur oblitération complète et durable ; 3° que sur les régions de peu d'épaisseur telles que la langue ou les lèvres ; sur le pédicule de certaines tumeurs, j'applique une pince destinée à empêcher l'afflux du sang pendant le cours de l'opération. J'ai donné à ces trois modes d'application du pincement les noms d'*hémostasie temporaire*, *définitive* et *préventive*.

On s'est servi plus d'une fois de l'hémostasie temporaire ; j'ajouterai même que plusieurs chirurgiens en ont montré avec une précision digne d'éloges les avantages et les conditions d'application ; on a parlé également de l'hémostasie définitive, qu'un seul a dû appliquer ; enfin on n'a guère eu l'idée de l'hémostasie préventive.

Étudions tour à tour chacun de ces points.

A. *Hémostasie temporaire.* — C'est dans le travail d'Henneman dont je vous ai déjà parlé que vous trouverez la première fois nettement décrite cette variété d'hémostasie par pincement. Henneman a modifié d'abord la pince à ligature employée de son temps ; les mors au lieu d'être droits sont légè-

rement incurvés (voy. fig. 15). « Ma pince à sangsue, dit-il,
est capable de rendre des services beaucoup
plus sérieux que ceux dont je viens de parler. »

Puis il énumère les difficultés que créent les
hémorrhagies multiples pendant les opérations,
l'obstacle que de nombreuses ligatures appor-
tent à la réunion. Il faut assez souvent recourir
aux doigts des aides pour comprimer chaque
vaisseau qui saigne, de sorte que le chirurgien
est obligé de les multiplier outre mesure et l'on
sait combien la chose est difficile dans des
villes de second ordre. C'est alors que les pinces
à sangsues rendront de vrais services ; aussitôt qu'un vaisseau
est ouvert on applique une pince qui ne gêne nullement l'opérateur ; si plus tard une ligature devient nécessaire, elle pourra
être faite sans aucune difficulté. Henneman n'a qu'une confiance médiocre dans l'avenir de sa méthode. « Se trouvera-
t-il quelqu'un, dit-il, qui veuille l'expérimenter, j'en doute,
car elle n'a de parrain ni de l'autre côté du Rhin, ni de l'autre
côté du canal ; il serait bon cependant de ne pas la juger à
la légère et de ne se prononcer sur la valeur du procédé
qu'après une longue et sérieuse expérience. »

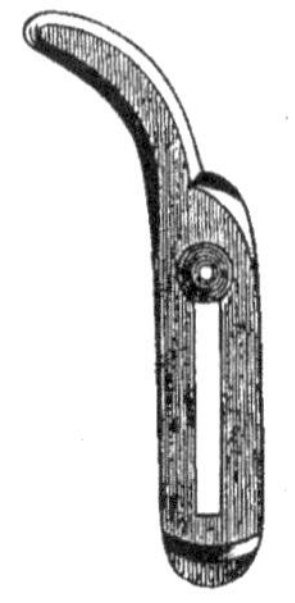

Fig. 15. — Pince
de Henneman.

La suite ne justifia point ces prévisions timides, la méthode
fut tellement appréciée qu'un compatriote d'Henneman,
C. Graefe, s'efforça quelques années plus tard d'en faire son
profit. Ce chirurgien s'était occupé spécialement d'hémostase.
Il avait construit, comme nous l'avons vu, plusieurs compresseurs pour la méningée. En 1827, trois ans après la publication du travail de Henneman, il décrit un crochet pour simplifier la ligature des artères profondes. Un procédé aussi
simple, aussi avantageux que l'hémostasie temporaire par la
pince ne pouvait le laisser indifférent. Aussi nous voyons
paraître en 1831 deux travaux signés de Lainverber (1) et
d'Angelstein, deux élèves de Carl Graefe, qui nous apprennent

(1) Thèse de Berlin, 1831.

que ce dernier aurait depuis peu inventé un procédé destiné
à faire l'hémostasie pendant les opérations ; qu'il a fait construire pour cela une pince à double bouton et à pression continue dont l'emploi est facile et extrêmement avantageux (1).

Il est difficile, Messieurs, en comparant minutieusement les
Mémoires de Henneman et d'Angelstein (le seul que nous
ayons pu nous procurer) de ne point porter un jugement un peu sévère sur ce dernier. Les idées sont les
mêmes et exposées dans le même ordre ; les motifs qui ont décidé Henneman à recourir au pincement sont précisément
ceux qui auraient conduit C. Graefe à la même méthode. Ce
qui donne une plus grande probabilité à l'hypothèse que le
chirurgien de Berlin et ses élèves avaient connaissance du
travail de Henneman et l'avaient passé intentionnellement
sous silence, c'est la dernière phrase du Mémoire d'Angelstein. En voici la traduction littérale :

« La pince à sangsues de Henneman présente quelque
ressemblance avec celle-ci, mais elle répond à une tout autre
indication. D'ailleurs cette pince est peu avantageuse, elle
exige deux mains pour être placée, ce qui augmente notablement la durée des opérations et l'on doit avoir surtout en vue
de les abréger. »

Angelstein a voulu lancer le trait du Parthe et n'a réussi
qu'à commettre une maladresse. Je me bornerai à vous faire
remarquer cette bizarre contradiction du début et de la fin.
La pince de Henneman répond à une tout autre indication
que celle de Graefe, dit Angelstein ; mais alors pourquoi
s'efforce-t-il de nous prouver qu'elle présente peu d'avantages
pour l'hémostasie temporaire pendant les opérations, puisque,
d'après lui, elle a été construite dans un but tout différent.
Disons le mot, Messieurs, Angelstein a tenté, lorsque la chose
n'était pas encore de mode, de faire une véritable annexion
scientifique au profit de son maître C. Graefe.

Cette rectification faite, je n'hésite pas à dire que la pince
de Graefe est meilleure que celle de Henneman ; qu'elle se

______

(1) *Græfe und.*, *Valther's journal*, 1831.

ferme seule par le fait de l'élasticité de ses branches et peut
être placée avec une très-grande facilité (voy. fig. 16). Donc

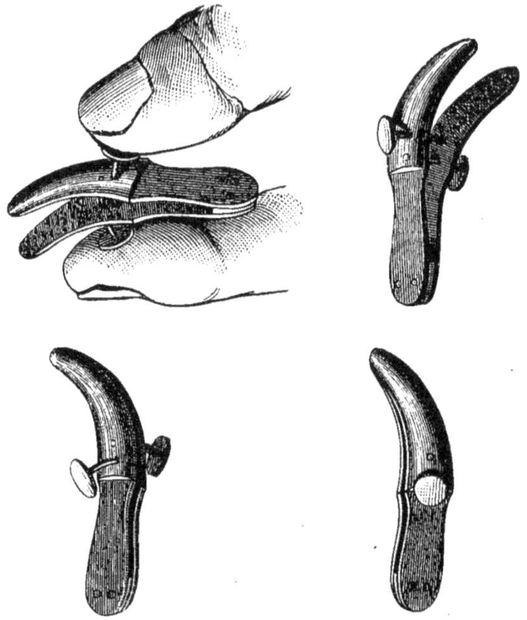

Fig. 16. — Pince de Carl Graefe.

en Allemagne l'hémostasie temporaire fut faite d'abord en
1824, puis en 1831, et au bout de quelques années probablement on l'oublia, car depuis Angelstein personne n'en a plus
parlé.

En France on y revint lorsque Vidal fit connaître la serre-
fine et ses usages ; tout d'abord il n'avait songé à l'appliquer
que pour favoriser la réunion des plaies, mais bientôt il s'en
servit comme d'un agent d'hémostase. « Il est très-rare, écri-
vait-il en 1848, qu'un moyen unissant ne soit pas en même
temps un moyen hémostatique. » Et, pour nous démontrer
l'assertion qu'il vient de formuler, il rapporte deux observations dans lesquelles la serre-fine a fait d'une manière efficace
l'hémostasie temporaire et même définitive (1).

(1) *Bulletin de thérapeutique*, t. XXXVI, p. 301.

Depuis lors, ce procédé n'a jamais été complétement abandonné. Marcellin Duval s'est servi pour obtenir l'hémostase et
la réunion des plaies des pinces à ressort élastique qui portent
son nom (1) (voy. fig. 17). Sédillot adopta une pratique analogue.
« Ces pinces, dit-il (les serres-fortes) (voy. fig. 18), sont capables
de rendre de grands services aux chirurgiens qui opèrent seuls
ou sont privés d'aides suffisamment exercés (2). » M. Bœckel
s'y tient encore aujourd'hui. Dans une ovariotomie que ce chirurgien pratiqua en 1872, la perte de sang fut très-faible

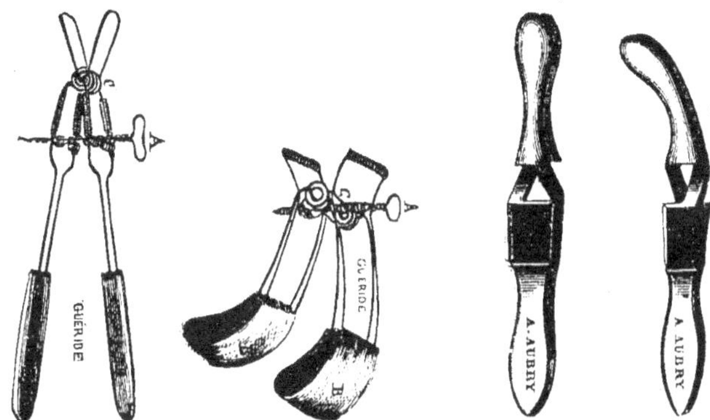

Fig. 17. — Compresseurs de M. Duval.   Fig. 18. — Serres-fortes de Sédillot.

« parce que quelques vaisseaux de la paroi abdominale
avaient été comprimés avec des pinces à torsion (3). M. Ancelet a adopté le même procédé et a même songé à l'hémostasie définitive. M. Kœberlé (4) a fait de l'hémostasie
temporaïre depuis une époque difficile à préciser, mais postérieure à 1865, seulement, au lieu d'employer la serre-
forte comme Sédillot et Bœckel, il a donné la préférence à la
pince à anneaux de Charrière (5). M. von Bruns nous apprend
que depuis vingt ans il a fait, lui aussi, l'hémostasie temporaire

(1) *Traité de l'hémostasie.*
(2) *Traité de médecine opératoire.* Paris, 1865, p. 200.
(3) *Gazette médicale de Strasbourg,* 1872, p. 118.
(4) Notes à la traduction française du *Traité des maladies des femmes* de
West. Paris, 1869.
(5) V. Denys et Exchaquet, *loc. cit.,* p.

au moyen d'une pince (1). M. Ancelet se sert de la serre-fine dans sa pratique courante pour atteindre le même but. Il a même entrevu la possibilité de l'hémostasie définitive (2).

J'arrête ici, Messieurs, la liste de ceux qui ont fait le pincement dans ces cas. Un ou deux noms de plus n'ajouteraient rien à mon argumentation ; peu importe, dès l'instant que la méthode est acceptée, qu'elle ait été appliquée cent fois ou cent cinq fois ; ce que je tenais à vous démontrer, c'est que, depuis 1824, l'hémostasie temporaire par la pince a toujours compté des partisans. Les instruments employés n'ont pas tous présenté la solidité et la simplicité désirables, mais tous répondaient en fin de compte au même besoin. La pince à coulant de Henneman comme la pince à double bouton de Graefe ; les serres-fines de Vidal, les serres-fortes de Dieffenbach et de Sédillot ; les pinces à verrou comme celles à anneaux, pouvaient toutes faire l'hémostasie temporaire. C'est par là que nous avons débuté.

B. *Hémostasie définitive.* — Jusqu'en 1867, aucun chirurgien ne semble en avoir entrevu la possibilité. Cette année-là, Nunneley de Leeds publia dans un journal de Londres (3) un article dont l'importance n'échappa à personne. C'est l'infidélité de l'acupressure qui l'a conduit à chercher une méthode hémostatique plus efficace et plus simple.

« Quelle que soit l'opinion que l'on professe sur l'acupressure, dit-il, on ne peut douter que si l'on avait à sa disposition un moyen d'arrêter le sang ne nécessitant point l'abandon dans les plaies de substances étrangères, ce serait une grande amélioration pour la médecine opératoire. »

Voilà le problème de la suppression de la ligature posé avec une netteté que nous n'avons pas encore rencontrée.

« J'ai pensé, ajoute Nunneley, que si je pouvais découvrir une pince autoclave (*self-acting*) suffisamment fine pour ne pas gêner la réunion, suffisamment forte pour fermer hermétiquement les vaisseaux sans amener la gangrène et l'ulcéra-

(1) *Chirurgische Heilmittellehre.* Tubingen, 1875.
(2) *Courrier médical*, 1870.
(3) *British med. journal*, 1867, t. II.

tion de leurs parois ; pour rester solidement fixée aux points
où elle est appliquée et malgré cela susceptible d'être enlevée à volonté, j'aurais trouvé l'agent d'hémostase qui nous
manque. »

Des différentes pinces que propose Nunneley dans ce but,

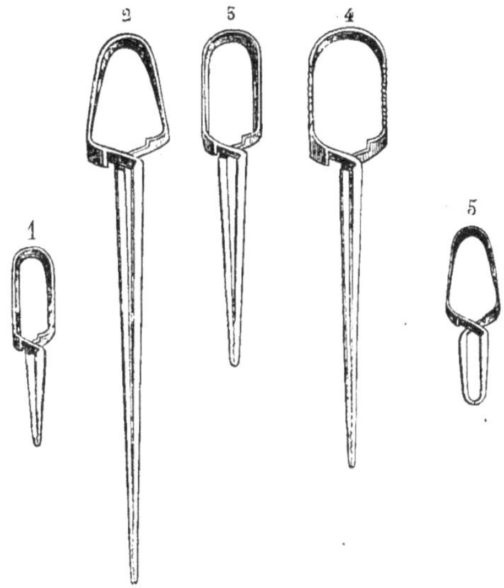

Fig. 19. — Pinces (à branches croisées) de Nunneley.

quelques-unes sont à branches croisées comme la serre-fine
(voy. fig. 19) ; d'autres à coulant (fig. 20). Il a retiré de

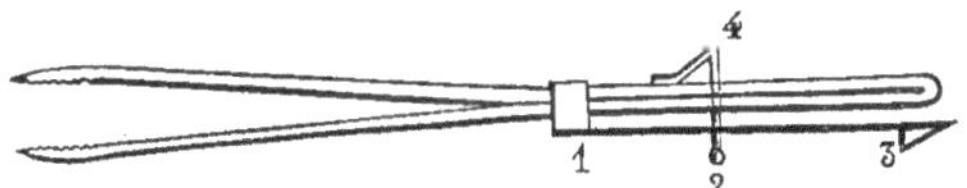

Fig. 20. — Pince (à coulant) de Nunneley.

leur usage de véritables services et nous donne sur le mode
et le temps d'application des détails d'une exactitude rigou-
reuse. Sur les vaisseaux de moyen calibre, la pince doit être
appliquée pendant *vingt-quatre heures*, mais sur les gros elle
devra rester en place *quarante-huit heures* ou même davantage. Dans les plaies des artères et les anévrysmes, cette mé-

thode peut rendre les services les plus sérieux « et, ajoute Nunneley, je crois que rien n'empêche de mettre la pince sur les veines. »

Le procédé a été cherché et découvert à la suite d'une impulsion toute personnelle, mais nous devons ajouter qu'à ce moment même il y avait parmi les chirurgiens anglais une tendance manifeste à rejeter la ligature. Simpson venait de faire connaître l'acupressure ; les uns l'avaient adoptée avec enthousiasme et ne voulaient plus d'autre méthode ; les autres un peu plus sceptiques avaient reconnu qu'elle n'était pas sans inconvénients, et faisaient chaque jour des tentatives pour la remplacer. Ainsi, Nunneley nous apprend qu'ayant eu l'occasion de rencontrer M. Birkett en voyage, il parla à cet éminent chirurgien d'une pince hémostatique à gaîne mobile qu'il venait de faire construire. Birkett, qui avait déjà eu la même idée, l'avait abandonnée parce qu'elle était sans avantage.

Les instruments de Nunneley pouvaient-ils rendre les services qu'il en attendait ? Je ne le crois pas. S'ils sont capables de fermer les vaisseaux de petit ou de moyen calibre, aucun d'eux ne présente une solidité suffisante pour produire une occlusion certaine et parfaite des artères et des veines volumineuses. Je ne crois pas non plus que l'on eût pu les appliquer avec avantage, comme l'avait proposé Nunneley, au traitement des anévrysmes.

Cette réserve faite, Messieurs, nous ne pouvons qu'admirer le sens pratique du chirurgien de Leeds. Il a vu mieux qu'aucun de ceux qui l'avaient précédé tout le parti qu'on pouvait tirer de la pince pour l'hémostasie définitive. Il ne s'agit plus dans son Mémoire d'une intuition vague demeurée dans le domaine de la spéculation, mais d'une méthode rationnelle, simple, et qui certainement a été plus d'une fois appliquée. Nunneley s'était engagé dans son premier article à revenir longuement sur le même sujet. Malheureusement les années 1868 et 69 furent remplies par la publication de sa statistique générale à l'infirmerie de Leeds, et la mort le surprit au milieu de ses travaux au mois de juin 1870.

Il y a lieu de s'étonner que la plupart de ceux qui avaient formulé des revendications après la première communication et présenté au public médical des pinces de différents modèles dont ils vantaient les avantages aient abandonné si vite une idée qui, à les en croire, leur appartenait. On ne saurait conclure qu'une chose de leur silence : c'est qu'ils connaissaient peu la méthode et n'étaient nullement convaincus de son utilité. Il n'est pas probable que les choses se fussent passées de la même manière si Nunneley eût pu mettre à exécution son projet et offrir, comme il l'avait promis, la démonstration expérimentale de ses vues. Pour mon compte, je crois que les différents instruments construits en Angleterre, de 1867 à 1872, se valent tous et ne méritent qu'une mention sommaire. Je vous ai parlé de l'application de la serre-fine à l'hémostasie veineuse faite par Porter. Collis s'appuyant sur ce fait réclama pour son maître la priorité de la méthode (1).

Un peu plus tard M. Wolfe écrivit au même journal une communication bizarre qui peut passer pour une revendication timide. Il a fait construire, par un fabricant d'instruments de Glasgow, une pince en porte-crayon (voy. fig. 21), mais il n'est pas certain qu'il la destinât au même usage que Nunneley (2)

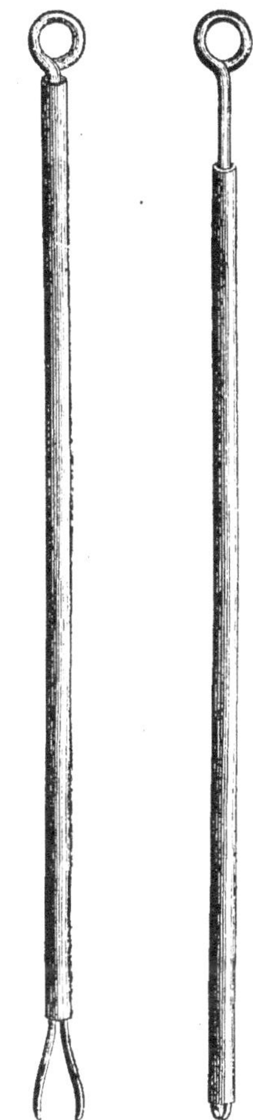

Fig. 21. — Pince de Wolcf.

En 1866, William Taylor avait entrevu la possibilité de fermer les vaisseaux avec une pince autoclave, il en fit construire une qu'il montra dès cette époque au professeur Spence d'Édimbourg, et en donna la description

(1) *Brit. med. journal*, 1867.
(2) Même journal. — Même année.

dans sa thèse soutenue dans le cours de l'année (1). Nous ne saurions mieux la comparer qu'aux épingles dites à nourrice (voy. fig 22). Enfin, Wills Richardson décrivit, en 1868, une nouvelle pince ar-térielle à fermeture engaînante comme celle de Wolfe, mais plus avantageuse parce que ses branches étaient main-tenues rapprochées au moyen d'un écrou (2) (voy. fig. 23).

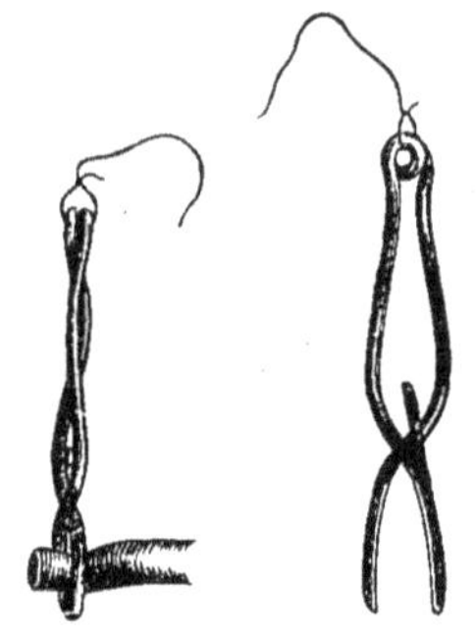

Fig. 22. — Pince de Taylor.

Je ne veux nullement contester la bonne foi des chirurgiens dont je viens de vous parler, ni mettre en doute l'exactitude de leurs dires. Ils ont en-trevu la possibilité d'employer la pince, mais ils n'ont eu aucune idée des services qu'elle peut rendre en toute circonstance. Pas un d'entre eux n'avait la con-

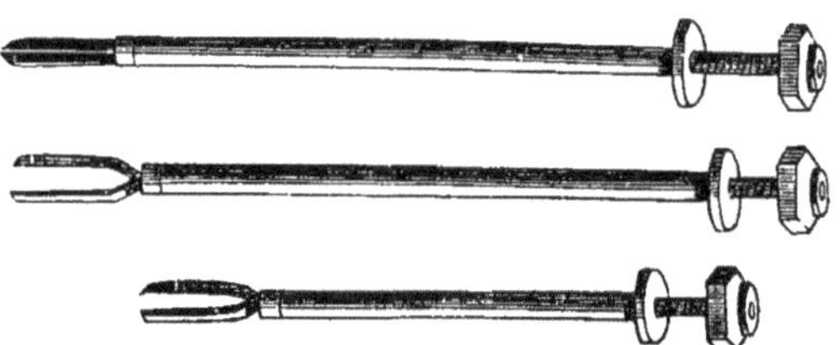

Fig. 23. — Pince de Wills Richardson.

viction indispensable pour arriver jour par jour à trouver les règles qui rendent possible l'application d'une méthode chirurgicale.

C. *Hémostasie préventive*. — Notre historique peut se résu-mer en deux mots : on ne l'a faite que pour les petites tu-meurs des paupières, et la pince de Desmarres est le seul instrument construit dans ce but. Vous savez d'ailleurs qu'elle ne répond à cette indication que d'une manière accessoire. Elle est destinée surtout à retourner facilement la paupière supérieure et à rendre saillante la tumeur qu'il s'agit d'en-

(1) Même journal, 1868.
(2) *Medical Times and Gazette*, 1870, t. I.

lever. Ce n'est pas le moment de vous rappeler comment je fais l'hémostasie préventive. Je ne crois pas que personne parmi vous puisse supposer que j'en aie trouvé l'idée dans le procédé de M. Desmarres.

Applications accidentelles de la pince. — Il ne me reste plus qu'un mot à vous dire sur ce que nous pourrions appeler l'histoire anecdotique du pincement. L'imprévu et la nécessité qui ont été plus d'une fois l'origine de procédés avantageux, ont déterminé des chirurgiens ou même des personnes étrangères à notre art à chercher dans la pince un secours contre une hémorrhagie qui menaçait la vie. D'après Malgaigne, un étudiant en médecine *âgé de quinze ans !* fut interrompu pendant qu'il pansait une adénite suppurée de l'aîne par un jet de sang venant de la fémorale (1). Il saisit le vaisseau avec sa pince à pansement qu'il laissa en place. L'hémorrhagie ne reparut point. Dans une section du filet de la langue, M. Binaut (de Lille) agit de même pour la linguale (2). Enfin, M. Kœberlé put arrêter, avec la pince à arrêt de Charrière, une hémorrhagie de l'artère ovarique pendant une gastrotomie (3). Telles sont à peu près toutes les inspirations heureuses que nous ayons pu trouver mentionnées dans les auteurs. M. Verneuil, qui a étudié longuement la question, n'en cite pas d'autres. Il est probable néanmoins que plus d'une fois des hémorrhagies ont été arrêtées de la même manière ; aucun de ceux auxquels le pincement a si bien réussi n'a songé au parti qu'on pouvait en tirer ; et ces heureux résultats sont restés à l'état de lettre morte jusqu'au jour où notre méthode a été pour la première fois décrite et discutée.

Je résume, Messieurs, cet historique malheureusement très-long.

C'est contre les hémorrhagies artérielles que l'on a songé à utiliser en premier lieu les propriétés hémostatiques du pincement. Les instruments de Duret, de Percy, d'Assalini, etc., ont été construits dans ce but. On a eu recours au même

(1) *Traité de médecine opératoire.*
(2) *Bulletin médical du nord de la France.*
(3) *Gazette médicale de Strasbourg*, 1863.

moyen dans un certain nombre d'opérations, telles que la taille, la kélotomie, etc. ; enfin, Porter a fait l'hémostasie veineuse avec la pince.

A partir de 1824, nous voyons l'usage se généraliser ; au lieu d'avoir en vue une seule opération, les chirurgiens s'efforcent d'appliquer dans tous les cas la pince à l'hémostasie temporaire ; les uns, comme Henneman, Kœberlé, etc., se servent des instruments employés de leur temps pour pratiquer la ligature et la torsion ; les autres, comme C. Graefe, Vidal de Cassis, Marcellin Duval, Sédillot, etc., font construire des pinces spéciales. De sorte que de 1824 à nos jours, l'hémostasie temporaire par pincement a occupé une place importante dans la pratique de beaucoup de chirurgiens.

Nunneley fait de l'hémostasie définitive, mais son exemple n'est pas suivi même dans son pays. Quant à l'hémostasie préventive, ses usages se bornent à l'extirpation des chalazions.

Je me suis efforcé de rendre à chacun la justice qui lui est due ; j'ai soumis les données historiques que je viens de vous exposer à une critique aussi sévère que possible, de sorte que je crois avoir tenu la promesse que je vous faisais au début de cette longue leçon et vous avoir parfaitement renseignés sur la pratique de mes prédécesseurs. Dans ma prochaine séance je tâcherai de vous rappeler ce que vous savez déjà sur la mienne, en d'autres termes, de faire suivre l'histoire de la méthode, de l'exposé de son état actuel.

DEUXIÈME LEÇON

ÉTAT ACTUEL DE LA MÉTHODE DU PINCEMENT

Messieurs,

Vous savez que j'applique le pincement, sans exception, à toutes les opérations sanglantes, et je crois vous avoir démontré que c'est de toutes les méthodes d'hémostase la plus simple dans son application, la plus sûre dans ses résultats. Cette opinion est aujourd'hui basée sur plusieurs années d'expérience et sur un très-grand nombre d'observations ; si, en effet, je passais en revue ma pratique chirurgicale depuis une dizaine d'années, tant en ville qu'à l'hôpital, il me serait facile de réunir un nombre de faits très-considérable ; je me contenterai de vous rappeler quelques exemples empruntés pour la plupart aux leçons cliniques que j'ai faites devant vous à Lourcine, à Saint-Antoine et à Saint-Louis dans ces dix dernières années.

A Lourcine, notre service était principalement composé, comme vous le savez, de femmes jeunes, pour la plupart syphilitiques ; nous y avons pratiqué, dans l'espace de quatre années, de 1868 à 1872, un grand nombre d'opérations de toutes sortes. Les régions sur lesquelles portaient plus particulièrement ces opérations étaient la cavité buccale, le cou, le sein, la vulve, le vagin, l'utérus, l'anus et le rectum, toutes régions vasculaires et sur lesquelles il est difficile d'appliquer des ligatures. C'est ainsi qu'avec l'aide de MM. Malassez,

Hubert, Urdy et Tilloy qui ont été mes internes à cette époque, Kohn et Gros-Fillay internes provisoires, j'ai opéré. dans cet hôpital, un grand nombre de tumeurs du cou, du sein, de fistules périnéales, d'ulcérations anales, de fistules vesico-vaginales ; j'ai pratiqué des ablations partielles ou totales du rectum et un très-grand nombre de débridements ou de résections du col de l'utérus, soit pour des oblitérations, soit pour des hypertrophies avec allongement, soit pour des végétations simples ou éléphantiasiques, des fongosités, des polypes, des productions sarcomateuses, épithéliales ou autres. Nous nous servions, pour ces opérations, du bistouri, des ciseaux, de l'écraseur, du cautère actuel et du galvano-cautère que nous avons souvent employé avec mes confrères et amis MM. les docteurs Chéron et Moreau ; puis nous appliquions sur les vaisseaux saignants, à mesure qu'ils étaient ouverts, des pinces hémostatiques. Lorsqu'il s'agissait de cavités telles que la bouche, le rectum et surtout le vagin, je me servais de la pince à arrêt de Charrière. Vous savez, Messieurs, que depuis cette époque je me sers, dans ces cas, de pinces longues, droites ou courbes que j'ai fait construire spécialement pour cet usage. Plusieurs de ces pinces étaient laissées en place après l'opération, ce qui n'empêchait pas, pour la cavité vaginale, en particulier, de pratiquer en même temps le tamponnement avec des éponges. Depuis plus de dix ans, nous ne nous sommes jamais servi d'autres moyens d'hémostase pour toutes les opérations sur la vulve, le vagin, l'urèthre ou l'utérus et je n'ai pas souvenir que nous ayons jamais eu une hémorrhagie qui nous ait donné véritablement de l'inquiétude.

Pendant les tristes événements qui ont marqué les années 1870-71, nos pinces hémostatiques nous ont rendu les plus grands services. Malheureusement le nombre des opérations que nous pratiquions dans une seule journée à cette époque, était tel qu'il nous était impossible d'avoir autant de pinces qu'il en aurait fallu. Toutefois il est bon de faire remarquer que ces pinces sont extrêmement avantageuses comme moyen hémostatique pour les blessures de guerre, par suite de la facilité et de la rapidité de leur application. Aucun autre moyen n'est, en effet, aussi sûr ni aussi prompt pour arrêter des hémorrhagies sur un champ de bataille. Aussi avons-nous eu la satisfaction de les voir adopter par le conseil de santé de l'armée et par la société internationale de secours aux blessés ; nous sommes convaincu qu'elles sont appelées à rendre les plus grands services aux chirurgiens militaires.

A l'hôpital Saint-Antoine, en 1872, nous eûmes un service très-important et nous y pratiquâmes un grand nombre de graves opérations, pour la plupart desquelles nous nous servîmes de nos pinces hémostatiques ; MM. Hybre et Faure, qui furent mes internes à cette époque, s'en servaient eux-mêmes avec les plus grands avantages. Je ne passerai pas en revue toutes les observations de cette année 1872, je ferai seulement remarquer qu'il n'en est pas une seule qui mentionne une hémorrhagie mortelle. Comme vous le verrez par les quelques exemples que je citerai plus loin, déjà à cette époque nous avions complétement abandonné la ligature pour le pincement, et nous pratiquions surtout l'hémostasie temporaire et définitive à l'aide de nos pinces.

Les avantages que nous procurait cette méthode ne firent que nous encourager à la pratiquer exclusivement et, lors de notre passage de Saint-Antoine à Saint-Louis, en 1873, c'était pour tous mes élèves une méthode courante ; ils n'en employaient plus d'autres pour arrêter une hémorrhagie. Toutefois à cette époque (1873), aucun autre chirurgien des hôpitaux de Paris n'y avait encore recours ; c'est là du moins ce que peuvent affirmer mes internes qui venaient d'autres services, ceux de mes élèves ou les fabricants d'instruments de chirurgie qui assistaient à d'autres cliniques chirurgicales. De même en ville ou en province, je n'avais pas jusqu'à ce moment rencontré un seul praticien qui employât notre méthode ou quelque procédé analogue. Vous le voyez, Messieurs, alors que depuis plusieurs années le pincement était pour nous d'une application journalière, aucun autre chirurgien de la ville ou des hôpitaux n'en connaissait encore l'emploi.

Si les événements nous avaient permis de publier, comme nous le faisons maintenant et comme nous avions l'intention de le faire dès cette époque, les leçons cliniques que nous faisions chaque semaine en présence d'un grand nombre d'auditeurs, nous n'aurions pas besoin de revenir aujourd'hui sur ce sujet. Mais, devant les prétentions qui se sont élevées, je tiens à fixer définitivement, par des faits, la part qui me revient dans l'emploi de cette méthode ; c'est pourquoi, avant de vous faire connaître les résultats de notre pratique hospitalière de ces dix-huit derniers mois, nous allons revenir sur le passé et rappeler ce que nous avons fait devant vous dans les années précédentes.

Permettez-moi d'abord, Messieurs, de vous rappeler encore quelques considérations générales.

De tous les moyens d'hémostase, nos pinces permettent seules d'obtenir, à la fois, l'*hémostasie préventive*, l'*hémostasie temporaire* et l'*hémostasie définitive*. Je n'insisterai pas sur cette division que nous avons établie les années précédentes et que nous avons eu la satisfaction de voir adopter par ceux de nos collègues qui depuis ont écrit sur ce sujet.

Vous connaissez les modèles de pinces auxquels je donne la préférence. Je me contenterai de vous rappeler que j'emploie le plus souvent la pince de petit modèle ordinaire que j'ai fait figurer dans le premier volume de clinique (voy. *Forcipressure*, p. 28, fig. 6). Lorsqu'il s'agit de cavités, de la bouche, du vagin, du rectum, outre ces pinces, j'en emploie de plus longues, droites ou courbes à leurs extrémités, suivant les cas. Enfin je réserve pour des cas spéciaux les pinces en T, à mors mobiles, courbes ou plats, etc. (1).

Le nombre de pinces nécessaire pour une opération est évidemment très-variable suivant les cas. Mais vous ne devrez jamais avoir à votre disposition moins de dix à douze pinces et dans certains cas il vous en faudra plus de cent et de plusieurs modèles ou grandeurs. Ces pinces devront être confiées à un aide spécialement chargé de les passer au chirurgien ou, tout

---

(1) Toutes ces pinces sont représentées dans les leçons publiées par MM. Deny et Chaquet sur la Forcipressure.

au moins, devront être placées à sa portée. Dans les opérations
graves telles que les gastrotomies, plusieurs aides exercés
devront eux-mêmes en appliquer sur les vaisseaux divisés
qui se trouveront à leur portée, artères, veines ou capillaires.
S'il s'agit de l'ablation d'une tumeur il ne faut pas attendre,
quelque petite qu'elle soit, que cette ablation soit achevée pour
appliquer les pinces hémostatiques ; dès le début de l'opération, dès l'incision de la peau, aussitôt qu'un vaisseau donne
du sang, un aide me passe une pince ou l'applique lui-même
sur ce vaisseau. Cette application est faite de telle façon que
les anneaux des pinces puissent être facilement maintenus
écartés du champ de l'opération et ne gênent en rien le chirurgien. Les pinces appliquées sur des petits vaisseaux seront retirées les premières, une fois l'opération terminée, ou même
avant, suivant les besoins ; celles qui seront appliquées sur de
gros vaisseaux seront laissées le plus longtemps possible et
souvent après l'opération.

Sauf de très-rares exceptions nécessitées par des cas parti-
culiers, j'ai pour habitude de réunir par la suture entortillée
les plaies dans les quatre-cinquièmes au moins de leur étendue,
puis de laisser, toujours à la partie déclive, une ouverture
par laquelle j'introduis une mèche ou un tube destinés à favoriser l'écoulement des liquides. Cette manière de faire pourrait paraître, au premier abord, incompatible avec l'hémostasie
définitive, qui, comme vous le savez, consiste à laisser à demeure
sur les vaisseaux divisés une ou plusieurs pinces. Il n'en est rien,
Messieurs ; il est très-aisé, en effet, si l'on veut laisser plusieurs
pinces à demeure, de ramener leurs branches et leurs anneaux
dans l'ouverture laissée à la partie déclive. Ces pinces ainsi
placées, ne gênent en aucune façon ni l'introduction de la
mèche, ni l'écoulement des liquides, ni même l'application
d'un bandage ouaté compressif ; pas plus que des pinces
laissées dans le vagin n'empêchent de pratiquer le tamponnement. C'est ainsi que pendant plusieurs années, j'ai toujours
laissé une ou plusieurs pinces à la suite d'opérations sanglantes ;
je me suis constamment bien trouvé de cette manière de faire.
Depuis longtemps déjà, dans les cas où il est possible, grâce à

la présence d'un plan résistant, d'établir une compression énergique au niveau de la plaie, j'ai pris l'habitude de ne plus laisser aucune pince, l'hémostasie temporaire suivie de cette compression, suffisant pour mettre l'opéré à l'abri de toute hémorrhagie ultérieure.

Ce procédé est surtout avantageux dans les cas où l'on doit pratiquer successivement plusieurs opérations et où, par conséquent, il est impossible de se priver de toutes les pinces qu'on peut avoir à sa disposition. Mais il n'est applicable que si la région permet une compression énergique et inoffensive pour le malade ; il est inapplicable, au contraire, dans les autres régions comme, par exemple, dans l'ablation partielle de la langue. Dans ces cas, l'hémostasie définitive et l'hémostasie préventive nous rendent les plus grands services comme vous avez pu en juger vous-mêmes par les opérations que vous nous avez vu pratiquer.

On a dit, Messieurs, que les hémorrhagies étaient plus dangereuses quand elles se produisaient dans les tissus enflammés, parce qu'on avait plus de peine à les arrêter, par suite du ramollissement des tuniques vasculaires qui s'opposerait à la coagulation du sang ; suivant nous, c'est le contraire qui est la vérité et nous pouvons affirmer qu'en pinçant les vaisseaux au milieu des tissus enflammés, mâchés, cautérisés, non-seulement on se dispense d'une dissection longue et laborieuse, mais encore on obtient plus rapidement la coagulation du sang que lorsqu'ils ont été simplement divisés par l'instrument tranchant au milieu de tissus sains. C'est, en effet, ce que nous observons chaque fois que nous employons le couteau incandescent ; avant d'appliquer nos pinces, nous voyions quelquefois des jets de sang fournis par des vaisseaux qui, en raison de leur profondeur et du voisinage d'organes importants, seraient difficiles à cautériser et à lier ; il suffit de les comprimer avec une pince laissée en place pendant quelques heures pour obtenir une hémostasie complète et définitive : c'est là, sans contredit, une des plus grandes ressources que nous ayons pu retirer du pincement. L'expérience pour nous est faite sur ce point, comme sur tous les autres.

Lorsque vous pratiquerez une opération sanglante chez des sujets hémophyliques, il est un certain nombre de précautions à prendre ; il faut d'abord ne pas craindre de placer dans ces cas, un grand nombre de pinces hémostatiques, une centaine même, si la surface saignante est étendue. S'il s'agit d'une plaie qu'il est nécessaire de fermer, d'une plaie abdominale, par exemple, il faut attendre longtemps, au moins deux heures, avant de retirer les pinces profondes et de pratiquer la suture. Au besoin, vous placerez quelques ligatures perdues sur les vaisseaux de quelque importance. S'il s'agit, au contraire, d'une plaie moins profonde et dont une partie peut sans inconvénient ou même avec avantage, rester béante, il vous suffira de laisser les pinces en place pendant douze ou vingt-quatre heures, en les attirant vers l'angle inférieur de la plaie. Vous les retirerez ensuite, pour peu que, parmi les vaisseaux pincés, il n'y ait pas d'artère plus volumineuse que la radiale ; on les laisse au contraire plus longtemps, s'il s'agit d'artères plus volumineuses. Quand on les retire de bonne heure, il est bon d'arroser la plaie avec un peu d'alcool pur pour arrêter le suintement sanguin. Ces précautions seront suffisantes dans tous les cas et vous permettront de mener à bonne fin les opérations chez les sujets hémophyliques.

Nous allons maintenant, Messieurs, passer rapidement en revue les différents groupes d'opérations dans lesquels vous nous avez vu recourir au pincement. Nous examinerons successivement celles qui se pratiquent sur la *tête*, le *tronc* et les *membres*.

A. OPÉRATIONS QUI SE PRATIQUENT SUR LA TÊTE.

Nous comprenons dans ce groupe, outre les *plaies de tête*, les opérations qui se pratiquent sur le *cuir chevelu*, le *crâne*, la *face*, les *régions jugale*, *mastoïdienne*, *parotidienne*, la *bouche* et le *cou*.

Crâne. — Quels que soient les vaisseaux de la tête qui, accidentellement ou dans le cours d'une opération, donnent du sang, aussi bien pour les couches superficielles que pour les couches profondes, nos pinces suffisent toujours à se rendre maître de l'hémorrhagie. Il n'y a aucun inconvénient à comprendre, en même temps que le vaisseau, entre les mors des pinces, les téguments, le périoste, les surfaces osseuses et même les méninges, d'autant moins que quelques heures de pincement suffisent pour assurer l'hémostasie définitive.

Le nombre des plaies de tête de toutes sortes que nous observons journellement dans notre pratique, tant en ville qu'à l'hôpital et pour lesquelles nous avons à nous servir de nos pinces est tellement considérable qu'il est inutile d'y insister. Nous dirons seulement qu'à l'hôpital ces instruments, sur un grand nombre de malades, ont été appliqués par les élèves et même par les infirmiers dans des cas d'urgence et que, grâce à la facilité de leur application, aucun n'est mort d'hémorrhagie. Cependant, pour mieux faire comprendre les services qu'elles ont pu nous rendre, nous citerons deux exemples (Obs. I et II).

Le pincement est très-avantageux pour les opérations qui nécessitent une perte de substance plus ou moins étendue du cuir chevelu, lorsqu'il s'agit, par exemple, de l'ablation d'un épithélioma de cette région. Dans ces cas je pratique une incision circulaire qui circonscrit tout le mal, puis j'applique une couronne de pinces hémostatiques que je laisse jusqu'au lendemain (voy. Deny et Exchaquet, p. 46, obs. XIX et XX).

Dans la trépanation des os du crâne, le chirurgien est souvent gêné par l'écoulement sanguin résultant de l'incision cruciale des parties molles. L'application de nos pinces hémostatiques, en faisant complétement disparaître cet inconvénient, simplifie et abrége l'opération. Elles font, en outre, l'office dans ces cas, de très-bons écarteurs.

Nous avons eu souvent l'occasion de pratiquer la *trépanation de l'apophyse mastoïde* pour des otites moyennes purulentes, des abcès de la caisse, etc., affections qui entraînent généralement des suppurations intarissables et des douleurs intolérables. Les pinces hémostatiques nous sont également très-utiles dans ces cas, à la fois comme moyens d'hémostase et comme écarteurs. Cette opération, bien que très-rarement pratiquée par les autres chirurgiens, rend cependant de très-grands services (Voy. *Nélaton*, 2e édit., t. IV, p. 94).

Les opérations qui se pratiquent sur le sourcil, les paupières, le nez, les lèvres et les joues se prêtent très-bien,· comme celles qui se pratiquent sur la plupart des autres régions, à l'hémostasie temporaire et à l'hémostasie définitive; mais ces régions sont, en outre, de celles pour lesquelles l'hémostasie préventive nous rend tous les jours les plus grands services.

S'agit-il, en effet, d'enlever une portion du sourcil, des paupières, du nez, des lèvres, des joues, d'opérer une tumeur sur ces régions ou d'y faire une restauration anaplastique? En raison de leur disposition membraneuse qui permet de les saisir sur leurs deux faces, vous nous avez vu appliquer avec avantage non-seulement nos pinces ordinaires, mais aussi celles en T, à mors mobiles, etc., que nous avons fait construire pour cet usage. De même pour la cloison des fosses nasales, les piliers et le voile du palais, la luette, la langue, les gencives, le pavillon de l'oreille, vous nous avez vu obtenir à l'aide de ces diverses pinces une hémostasie préventive absolue, nous ayant toujours permis de mener à bonne fin des opérations, qui, sans ces moyens, pouvaient entraîner des hémorrhagies fort graves.

Quelques mots sur chacune de ces régions :

Sourcil. — On sait qu'il n'est pas rare de rencontrer vers la queue du sourcil des kystes congénitaux; il en est qui acquièrent un certain volume; il en est même qui refoulent le périoste. Voici comment nous pratiquons l'ablation de ces tumeurs : Rapprochant les téguments de la tumeur de façon à faire un pli, nous les saisissons à l'avance entre les mors de nos pinces, nous faisons ensuite une incision horizontale légèrement courbe, qui suit exactement la direction du sourcil, de façon à dissimuler le plus possible la cicatrice, puis nous procédons à la dissection et à l'énucléation de la tumeur sur sa face profonde sans faire perdre de sang à l'opéré. Les pinces sont ensuite retirées et placées directement sur les vaisseaux saignants : la tumeur enlevée, la plaie est réunie dans les quatre cinquièmes de son étendue et un bandage légèrement compressif appliqué pendant quelques heures suffit pour obtenir une hémostasie complète et définitive ; la guérison est rapidement obtenue (Obs. III).

On agirait de même pour toute autre variété de tumeur, en particulier pour les lipomes du sourcil dont nous avons rencontré plusieurs exemples (Obs. IV).

Paupières. — Vous nous avez vu bien souvent opérer des cancroïdes occupant soit la paupière supérieure, soit l'inférieure, soit les deux à la fois, ou bien des kystes, des chalazions ou toute autre espèce de tumeurs ; il suffit, dans tous ces cas, de saisir entre les mors d'une pince la paupière, au niveau du cul-de-sac palpébral, pour obtenir l'hémostasie préventive et d'exercer ensuite une légère compression pour assurer l'hémostasie définitive (Obs. V).

Nez. — Au nez, sachant à l'avance la direction que suivent les vaisseaux artériels et veineux qui rampent dans son épaisseur, vous saisissez directement par les faces opposées, le dos, le lobe, la sous-cloison ou les ailes avec une ou plusieurs pinces et de la sorte l'opération se fait, pour ainsi dire, à sec ; circonstance du plus haut intérêt quand il s'agit d'intercepter momentanément le cours du sang dans les tumeurs érectiles ou autres (Obs. VI, VII, VIII, IX).

Lèvres. — La disposition que présentent les lèvres se prête merveilleusement à l'hémostasie préventive. S'agit-il, par exemple, d'une tumeur crancroïdale ou autre occupant le bord de l'une des deux lèvres ? j'applique de chaque côté de la tumeur, à une certaine distance, une pince hémostatique ordinaire destinée à empêcher le sang d'arriver dans la tumeur, puis je fais, entre chaque pince et le côté correspondant de la tumeur, une incision oblique qui rejoint celle du côté opposé en formant un V : je réunis ensuite les deux lèvres de la plaie par une ou deux épingles à suture (Obs. X, XI, XII, XIII, XIV, XV, XVI, XVII, XVIII, XIX, XX).

S'agit-il d'une tumeur érectile ? je vous engage alors à vous servir des pinces à mors mobiles que j'ai fait construire spécialement pour ce genre d'opérations et qui sont figurées dans la monographie de MM. Deny et Exchaquet (voy. p. 34, fig. 9). Une fois ces pinces en place, vous injectez quelques gouttes de perchlorure de fer dans la tumeur, puis, après 10 ou 15 minutes, vous retirez les pinces ; sous l'influence de l'injection de perchlorure de fer, la tumeur s'est transformée en une masse dure, irréductible ; quelques heures après se déclare une inflammation plus ou moins violente, la suppuration s'établit, la tumeur ne tarde pas à s'atrophier, à se flétrir et, après quelques semaines, les lèvres reprennent leurs dimensions normales.

S'agit-il d'un bec-de-lièvre unilatéral ou bilatéral, le même procédé d'hémostasie préventive pourra être employé, ce qui vous permettra de pratiquer l'opération dès les premiers jours après la naissance, puisque, par ce moyen, vous écartez la cause qui rendait l'opération dangereuse sur les nouveau-nés, c'est-à-dire l'hémorrhagie (Obs. XXI, XXII, XXIII, XXIV).

Joues. — Ce que je viens de dire des lèvres s'applique également aux joues ; il faut seulement se servir de pinces plus fortes et plus longues que la pince ordinaire, ou même, suivant les cas, de pinces en T, ou à mors mobiles. C'est ainsi que nous avons pu enlever des tumeurs de toutes sortes de cette région sans jamais avoir aucune hémorrhagie (Obs. XXV, XXVI, XXVII, XXVIII).

Dans tous les cas où est applicable l'hémostasie préventive, l'hémostasie temporaire et définitive le sont également et ne rendent pas de moindres services que dans les autres régions. Je n'insisterai donc pas sur les avantages de ces trois méthodes dans les cas dont je viens de parler ; les quelques exemples que je rapporte plus loin suffiront pour vous les faire comprendre.

Voyons maintenant quelles sont les applications de l'hémostasie temporaire et de l'hémostasie définitive pour d'autres opérations sur la face dans lesquelles n'est plus applicable l'hémostasie préventive.

Orbite. — Dans toutes les opérations qui se pratiquent sur l'orbite, énucléation du globe oculaire, ablation de tumeurs des parties molles ou dures, nous avons l'habitude d'appliquer des pinces sur tous les vaisseaux qui saignent, en particulier sur les branches de l'ophthalmique. Il serait très-difficile de lier ces vaisseaux et cela retarderait singulièrement l'opération. Avec nos pinces, quel que soit le calibre de l'ophthalmique et de ses branches, l'opération se fait très-rapidement et sans danger. Comme la région est éminemment favorable à la compression, une fois l'opération terminée, nous enlevons toutes les pinces hémostatiques et nous nous contentons d'exercer une certaine compression avec des éponges et de la charpie imbibées d'alcool pur et maintenues pendant vingt-quatre heures en place avec des bandes. C'est ainsi que dans les nombreuses ablations de tumeurs de l'orbite que nous avons eu l'occasion de pratiquer depuis une quinzaine d'années, nous n'avons perdu, par suite d'hémorrhagie, qu'un seul malade, un alcoolique, qui à plusieurs reprises, dans la nuit qui a suivi l'opération, a violemment arraché son pansement (Obs. XXIX et XXX).

A l'occasion des opérations qui se pratiquent sur la face, je dois vous dire un mot des *opérations* dites *préliminaires* ou *préparatoires* que l'on fait sur cette région dans le but de s'ouvrir une voie pour la résection ou l'ablation de l'un des maxillaires, pour l'ablation de tumeurs des fosses nasales, du sinus maxillaire, de polypes naso-pharyngiens, etc. Je n'ai pas à vous faire ici l'historique des nombreux procédés qui ont été proposés pour ces opérations ; vous en trouverez la description détaillée dans le tome III de l'ouvrage déjà cité de Nélaton ; je me contenterai de vous rappeler en peu de mots quels sont ceux auxquels je donne la préférence.

Quand il s'agit de s'ouvrir une voie pour arriver sur la machoire supérieure, le sinus maxillaire ou dans les fosses nasales, voici comment je procède : Je trace dans l'angle naso-jugal une incision verticale allant du grand angle de l'œil jusqu'au milieu du dos du nez ; de chacune des extrémités de cette incision je mène deux incisions, la supérieure, légèrement oblique, suivant l'arcade orbitaire inférieure, l'inférieure descendant sur le dos du nez, coupant la sous-cloison, et là, se dirigeant verticalement sur la ligne médiane à travers la lèvre supérieure qui se trouve ainsi complétement divisée ; j'obtiens de cette façon un vaste lambeau que je sépare, par dissection, des couches sous-jacentes et que je replie sur la joue ; dans cette dissection, on ouvre un certain nombre de vaisseaux qu'il serait difficile de lier ; il suffit d'appliquer sur eux quelques pinces. Une fois l'opération terminée, quand tout est en place, il est aisé de reconnaître que le pincement aidé d'une suture bien faite sulfit pour obtenir l'hémostasie définitive sur les parties molles. Quand les parties profondes elles-mêmes ont été excisées, il suffit de faire, une fois les pinces retirées, un tamponnement avec des éponges, tamponnement qui devient surtout efficace si l'on rapproche la mâchoire inférieure de la supérieure avec un bandage. Ces éponges ainsi maintenues par les mâchoires elles-mêmes exercent une compression suffisante pendant douze ou vingt-quatre heures. Mais, pour plus de sûreté, on peut laisser dans la plaie deux ou trois pinces hémostatiques sur les vaisseaux les plus profondément situés ; l'extrémité libre de ces pinces est attirée au dehors vers la commissure des lèvres qui sera protégée par un morceau d'éponge contre le contact de ces instruments et ne gênera en rien le tamponnement. Dès le lendemain, on peut retirer ces pinces et faire le pansement comme à l'ordinaire. Pour mieux faire comprendre notre manière de procéder nous citerons quelques exemples (Obs. XXXI, XXXII, XXXIII).

En terminant, ce qui a trait aux opérations de la face et des joues, je vous dirai seulement un mot des *autoplasties* pour vous rappeler combien nos pinces nous sont utiles dans ces cas, non-seulement pour assurer l'hémostase, mais aussi pour faciliter le déplacement et le rapprochement des lambeaux. Je n'insisterai pas sur ce sujet, je me contenterai de vous citer un exemple (Obs. XXXIV).

Régions parotidienne, massétérine, temporale, mastoïdienne, auriculaire. — Vous savez, Messieurs, combien sont délicates et souvent difficiles les opérations qui se pratiquent dans ces régions, à cause des vaisseaux et des nerfs importants qui les traversent. Or, bien que l'hémostasie préventive soit rarement applicable ici, le pincement nous rend les plus grands services en assurant l'hémostasie temporaire et définitive et en abrégeant singulièrement la durée des opérations. Je n'insisterai pas sur ma manière de procéder, en pareil cas, puisque vous avez pu en juger par vous-mêmes un grand nombre de fois; je me contenterai de vous rappeler quelques-uns des malades que vous nous avez vu opérer. (Obs. XXXV, XXXVI, XXXVII, XXXVIII, XXXIX, XL, XLI, XLII, XLIII, XLIV).

Cavité buccale. — On sait combien les chirurgiens redoutent, en général, de porter l'instrument tranchant dans la cavité buccale, non-seulement à cause de l'extrême vascularité de cette région, mais aussi dans la crainte que l'écoulemént du sang dans les voies respiratoires ne cause la mort subite de l'opéré par asphyxie. Ce danger paraissait à beaucoup d'entre eux tellement redoutable qu'ils n'ont pas craint de proposer, comme règle générale en pareil cas, de pratiquer, à titre d'opération préventive ou préliminaire, la trachéotomie ou même la ligature de la carotide externe. Ajoutez à cela que l'anesthésie par le chloroforme était regardée comme absolument impossible. Toutefois les progrès apportés récemment à la médecine opératoire, tels que l'écraseur, la galvanocaustie, la ligature élastique, etc., ont rendu les chirurgiens plus hardis pour entreprendre ces sortes d'opérations. C'est ici, Messieurs, que vous avez pu apprécier les grands avantages de l'hémostasie par le pincement et surtout de l'hémostasie préventive. En effet, non-seulement notre méthode dispense de toute opération préliminaire, mais encore elle permet de faire profiter l'opéré de l'anesthésie par le chloroforme.

Passons rapidement en revue quelques-unes des principales opérations qui se pratiquent dans la bouche.

Tumeurs des gencives, extraction des dents. — Dans les cas d'ablation de tumeurs des gencives ou même seulement d'extraction des dents, on n'est jamais complétement à l'abri des hémorrhagies, et l'on a vu des malades et plus particulièrement des enfants nouveau-nés en mourir. La fréquence et l'abondance des hémorrhagies, dans ces cas, tiennent, d'une part, à la vascularisation de la région, d'autre part, à sa conformation qui rend difficile l'emploi des autres moyens d'hémostase. Le pincement des vaisseaux qui circulent dans la fibro-muqueuse et même dans la portion osseuse des gencives suffit habituellement pour faire cesser ces hémorrhagies. C'est un moyen simple, d'autant plus précieux qu'il réussit là où tous les autres échouent. En outre, j'ai l'habitude, à la suite de toute opération sur les gencives, de placer entre les deux mâchoires une éponge que je recommande à l'opéré de serrer fortement entre ses dents et qu'au besoin je maintiens par un bandage passant sous le menton. Cette compression jointe au pincement temporaire met généralement à l'abri de l'hémorrhagie. Si celle-ci vient néanmoins à se produire, il suffit alors d'appliquer des pinces sur les parties saignantes (Obs. XLV, XLVI).

Tumeurs de la langue, amputation de la langue. — Cet organe est certainement l'un de ceux pour lesquels le pincement nous rend les plus grands services. En effet, il se prête merveilleusement à l'hémostasie préventive, à l'hémostasie temporaire et à l'hémostasie définitive.

S'agit-il, par exemple, d'une amputation partielle de la langue? les pinces sont appliquées comme nous l'avons figuré dans la monographie de MM. Deny et Exchaquet (p. 30, fig. 7). S'agit-il d'enlever les deux tiers ou la totalité de l'organe? nous prenons des pinces beaucoup plus fortes pour faire l'hémostasie préventive; nous les appliquons dans la même direction et à mesure que nous excisons, si quelque vaisseau saigne, nous le saisissons immédiatement avec de petites pinces. Nous agissons de même quand, l'opération terminée, nous retirons successivement les grandes pinces. Celles-ci d'ailleurs peuvent être de divers modèles, droites ou courbes, articulées ou non; mais quelle que soit leur forme vous nous avez toujours vu donner la préférence aux pinces les plus puissantes, ce qui est bien nécessaire à cause de la vascularisation, de la mobilité, de la mollesse, nous pourrions presque dire de la friabilité de l'organe.

Lors même que nous cherchions autrefois à nous servir de l'écraseur ou des instruments les plus propres à arrêter les hémorrhagies, nous étions toujours obligé d'avoir recours à nos pinces, quelles que fussent les précautions que nous prenions et la lenteur avec laquelle nous opérions. Aussi depuis une dizaine d'années avons-nous pu, grâce à nos pinces, remplacer l'écraseur par l'instrument tranchant. Ce moyen est excellent pour l'amputation partielle ou totale de la langue. Toutefois, pour ce dernier cas, il est bien entendu que nous ne cherchons pas à dissimuler les avantages que pourrait fournir la ligature préalable de la linguale.

J'ajouterai que dans les cas d'hémorrhagies secondaires ou consécutives le pincement rend les plus grands services là où les autres moyens d'hémostase sont insuffisants sinon inapplicables. En effet, à la suite de l'amputation partielle ou totale de la langue, il peut arriver, en raison de la richesse vasculaire de la région et des nombreuses anastomoses qui s'y trouvent, que, sur le trajet de la ranine, près du plancher buccal, plus souvent que sur la dorsale de la langue, du sang vienne à s'écouler. S'il s'agit d'un léger suintement, quelques lavages avec de l'eau distillée additionnée de perchlorure de fer (4 grammes pour 1000) suffisent pour le tarir ; mais pour peu que l'écoulement soit abondant, il faut prier un aide de faire la compression de la carotide pendant qu'on enlève les caillots et les mucosités avec de petites éponges montées sur nos pinces, et mettre à découvert le point saignant de façon à bien s'assurer qu'il n'y en a pas d'autres dans lesquels puisse se produire une hémorrhagie quelconque ; une fois ce point mis à découvert, il faut le saisir largement avec des pinces qu'on laisse en place pendant douze heures. Il est bon, dans ces cas, d'avoir toujours à sa disposition au moins quatre ou cinq pinces, car on peut en avoir besoin, soit pour attirer la langue, soit pour écarter les tissus voisins, soit enfin pour monter des éponges. Ce moyen suffit toujours et n'offre pas les inconvénients de la cautérisation et surtout de l'ap-

plication de petits tampons de charpie plus ou moins im-
bibés de perchlorure de fer concentré qui, non-seulement est
susceptible d'amener une inflammation dangereuse du pharynx, de la gorge et de la base de l'épiglotte, mais encore d'empêcher, en produisant des caillots chimiques, de retrouver ensuite l'orifice saignant.

Nous pourrions réunir un très-grand nombre d'observations
d'amputation partielle ou totale de la langue. Il nous suffira
d'en citer quelques exemples (Obs. XLVII, XLVIII, XLIX,
L, LI).

*Voile du palais. — Luette. — Voûte palatine. — Plancher
de la bouche.* — Le pincement sert à faire l'hémostasie préventive sur le voile du palais, la luette, et l'hémostasie temporaire et définitive sur la voûte palatine et le plancher de la
bouche.

En effet, dans toutes les opérations qui se pratiquent sur le
voile du palais, incisions, avivements, staphyloraphie, ablations de tumeurs, j'ai pour habitude de saisir, de chaque
côté de la luette, le voile entre deux pinces hémostatiques
qui servent à le tendre, à le fixer en même temps qu'à obtenir l'hémostasie préventive. Celles qui sont longues et courbes
sans cependant avoir les branches trop puissantes sont préférables pour cet usage. De même pour la *luette*, lorsque nous
avons à en pratiquer l'excision partielle ou totale, une seule
pince de ce modèle, appliquée en travers au niveau de son
point d'union avec le voile, nous permet de pratiquer cette
excision sans avoir une goutte de sang.

Vous avez vu, Messieurs, combien cette manière de procéder facilite et simplifie les opérations sur ces régions.

Dans les opérations sur la *voûte palatine* et sur le *plancher de
la bouche*, à défaut de l'hémostasie préventive, le pincement nous
permet d'obtenir une hémostasie temporaire et définitive suffisante pour que nous puissions entreprendre dans ces régions
les opérations les plus graves sans jamais être arrêté par la
crainte d'une hémorrhagie fatale. Il est aisé de comprendre,
en effet, combien, dans ces régions si difficilement accessibles
aux doigts du chirurgien, l'application de nos pinces l'em-

porte sur les autres moyens d'hémostase presque toujours inefficaces, souvent même inapplicables. J'ajouterai toutefois qu'il est certaines précautions à prendre, ici comme pour toutes les opérations pratiquées dans la bouche, afin d'écarter l'un des grands dangers de l'hémorrhagie, la chute du sang dans les voies respiratoires. A cet effet, j'introduis de chaque côté, dans le sillon vestibulaire, des éponges montées sur de longues pinces afin d'absorber le sang qui pourrait tomber dans le larynx. Ces éponges doivent être renouvelées souvent et toujours appliquées dans les mêmes points. Enfin il faut avoir la précaution de faire coucher le malade sans que sa tête soit trop élevée afin que le sang tombant sur les parties latérales de la bouche n'ait pas de tendance à s'engager, par les côtés de l'épiglotte, dans le larynx.

Mais c'est surtout lorsqu'on procède à l'ablation d'un polype naso-pharyngien par l'un des procédés que nous avons décrits dans la seconde édition de l'ouvrage de Nélaton (voy. tome III, p. 755), que le pincement, aidé des moyens dont nous venons de parler, rend de grands services. Si, en effet, une hémorrhagie vient à se déclarer sur l'une des faces du pharynx, l'application des pinces sera souvent indispensable pour s'opposer au danger fatal des hémorrhagies de cette région profonde ; ce sera même le seul moyen de conjurer aisément ce danger (Obs. LII, LIII, LIV, LV, LVI).

B. DES OPÉRATIONS QUI SE PRATIQUENT SUR LE COU.

Plaies des vaisseaux. — *Ablation de tumeurs.* — *Œsophagotomies.* — *Trachéotomies.* — Le cou est une région dans laquelle on trouve en avant plusieurs vaisseaux mobiles, en arrière plusieurs plans musculaires imbriqués qui rendent les opérations difficiles. Quand on opère profondément, on se trouve en présence de vaisseaux très-importants pour lesquels il est difficile de faire une prompte hémostasie par d'autres moyens que le pincement. Ces vaisseaux sont nombreux et de calibre variable. Il en est, comme la carotide, la sous-clavière, la jugulaire interne, dont la blessure volontaire ou involontaire peut causer la mort en quelques minutes. Aussi toutes les fois que le chirurgien se trouve en présence d'un accident semblable, plutôt que de perdre inutilement un temps précieux à vouloir disséquer ces vaisseaux pour les lier, mieux vaut, sans contredit, se servir de pinces hémostatiques qui, laissées à demeure pendant un temps que nous avons déterminé, suffit, mieux encore que la ligature, à conjurer les accidents immédiats et consécutifs.

En ce qui concerne l'*ablation des grandes tumeurs* du cou et plus spécialement des ganglionnaires profondes ou des thyroïdiennes, il serait de la plus haute imprudence de l'entreprendre sans être muni d'un grand nombre de pinces hémostatiques; c'est à ce prix seulement que le chirurgien pourra disséquer à sec, sans que le sang vienne masquer les vaisseaux, les nerfs et les organes dont on connaît l'importance. En outre, il est d'autant plus utile de se servir de nos pinces que quelques-uns de ces organes sont mobiles, profondément situés, qu'il faut pouvoir les fixer et les rétracter convenablement. A ce titre les pinces peuvent rendre les plus grands services, non-seulement comme agent hémostatique, mais aussi comme rétracteurs. C'est ainsi, quel que soit le vaisseau intéressé, quelle que soit la tumeur à enlever, que nous avons toujours pu conduire à bonne fin l'opération dans un espace de temps relativement court ; sans avoir d'hémorrhagies redoutables, contrairement à ce que nous avons vu souvent dans la pratique des chirurgiens qui hésitent encore à recourir à l'emploi de nos pinces. Quelques exemples choisis parmi les faits nombreux de notre pratique suffiront à étayer notre manière de voir (Obs. LVII, LVIII, LIX).

La *trachéotomie* est une opération sanglante qui, dans la plupart des cas, doit être faite rapidement. A ce double point de vue le pincement est avantageux et l'emporte de beaucoup sur tous les autres moyens, y compris le galvanocautère qui a été vanté récemment comme étant un moyen de prévenir les hémorrhagies. Un certain nombre de faits malheureux sont venus démontrer que cet instrument ne mettait pas toujours à l'abri des hémorrhagies secondaires et je pourrais vous citer plusieurs exemples de malades qui ont succombé, entre les mains de chirurgiens exercés, du premier au sixième jour à des hémorrhagies foudroyantes. Jamais nous n'avons eu d'accidents semblables à déplorer, ni chez l'adulte, ni chez l'enfant. Je laisse habituellement à demeure de trois à douze pinces jusqu'au lendemain ou même jusqu'au surlendemain. Outre leur action hémostatique, les pinces appliquées pendant le cours de cette opération font office de très-bons écarteurs.

Vous savez, Messieurs, quel est le procédé que j'ai imaginé pour faciliter l'introduction de la canule; je ne le décrirai pas ici, devant en faire l'objet d'une leçon spéciale.

Ce que nous venons de dire de la trachéotomie s'applique également à l'*œsophagotomie*.

Pour la région du cou nos pinces peuvent également servir à extraire des parties profondes un *projectile*, un *sequestre*, un *corps étranger quelconque ;* pour les appliquer, il suffit d'une très-petite ouverture et l'on peut ainsi éviter des incisions, des débridements souvent préjudiciables. A ce titre, nos pinces sont de beaucoup préférables à bien d'autres instruments plus compliqués.

C. DES OPÉRATIONS QUI SE PRATIQUENT SUR LE THORAX.

Il est rare que le chirurgien soit appelé à porter l'instrument tranchant ou à agir directement sur les vaisseaux contenus dans la cavité thoracique ; mais journellement il est aux prises avec les vaisseaux des organes qui recouvrent la paroi thoracique et qui entrent dans sa composition. Certaines opérations telles que l'ablation des *tumeurs du sein,* sont des plus fréquentes dans cette région. Bien qu'il soit plus rare de voir s'y développer d'autres tumeurs, cependant le chirurgien peut être appelé pour en enlever dans la peau, le tissu cellulaire, les muscles et même dans le squelette de la région. Nous ne craignons pas de dire que celui qui sait manier convenablement les pinces hémostatiques, s'aider de la compression et de l'acupressure, aura d'immenses avantages pour le succès de l'opération sur ceux qui voudront appliquer d'autres moyens d'hémostase.

C'est à peine si depuis une dizaine d'années nous avons eu besoin d'appliquer une seule ligature dans cette région quels que fussent le siége et l'importance de la tumeur que nous avions à opérer. Vous nous voyez constamment enlever des tumeurs volumineuses du sein, compliquées de prolongements axillaires qu'ilfaut extraire en même temps, sans que jamais nous appliquions de ligatures. Bien plus vous nous voyez toujours nous contenter du pincement temporaire et réunir la plaie par première intention dans presque toute son étendue, sauf à la partie déclive où nous laissons une ouverture pour introduire une mèche alcoolisée et un tube en caoutchouc. Nous retirons immédiatement après l'opération toutes nos pinces ; nous appliquons sur la plaie un linge fenêtré, un gâteau de charpie trempée dans l'alcool, le tout recouvert de couches de ouate épaisses et d'un bandage de corps fortement serré ; la plaie elle-même est suturée au moyen d'épingles dont quelques-unes servent à faire de l'acupressure. Au bout de vingt-quatre heures, le pansement est relevé, la compression est rendue plus douce.

C'est par centaines que nous comptons aujourd'hui les faits de ce genre, tant dans notre pratique de la ville que dans celle de l'hôpital ; la guérison a presque toujours lieu par première intention ; jamais elle n'est entravée par des hémorrhagies. Tout au plus, dans quelques cas, laissons-nous pendant quelques heures une ou deux pinces sur des vaisseaux axillaires, quand ils sont trop volumineux ou trop profondément situés pour être avantageusement comprimés (Obs. LX, LXI, LXII, LXIII, LXIV, LXV, LXVI, LXVII, LXVIII, LXIX, LXX, LXXI, LXXII, LXXIII, LXXIV, LXXV, LXXVI).

Ce que nous venons de dire de l'ablation des tumeurs du sein s'applique également à celle des tumeurs des autres régions de la paroi thoracique.

TROISIÈME LEÇON

Messieurs,

Si la chirurgie n'est pas encore parvenue à porter journellement l'instrument tranchant à l'intérieur des cavités crânienne et thoracique, il n'en est pas de même pour les cavités pelvienne et abdominale. Pour les opérations que nous pratiquons dans ces cavités nous avons depuis longtemps l'habitude, comme pour toutes nos grandes opérations, de recourir au pincement, aux ligatures perdues faites avec des tissus fins de soie, d'argent ou de fer et au cautère actuel. Ces précautions ont peut-être plus d'importance encore dans ces régions que dans les membres, comme nous l'avons souvent démontré. D'ailleurs on conçoit que le pincement seul, quand il est applicable, est encore préférable aux fils de soie ou d'argent coupés au ras, constituant toujours des corps étrangers qui, s'ils s'enkystent souvent, pourront dans certains cas devenir le point de départ d'une légère suppuration. Or à l'intérieur des cavités splanchniques on ne prendra jamais trop de précautions pour éviter toute cause de suppuration.

D. DES OPÉRATIONS QUI SE PRATIQUENT SUR L'ABDOMEN ET SUR LES ORGANES GÉNITO-URINAIRES.

Depuis une quinzaine d'années il ne se passe pas de semaine sans que nous soyons obligé d'intervenir pour opérer dans l'une ou l'autre de ces cavités ; tantôt c'est un abcès qu'il faut ouvrir soit dans la fosse iliaque, soit par le fond du vagin ; tantôt c'est une tumeur kystique ou solide qui nécessite l'ouverture des parois abdominales par le bistouri ou les caustiques ; tantôt c'est l'intestin lui-même qu'il s'agit de mettre à nu ou d'inciser. A ce titre, on peut le dire, la chirurgie intervient de plus en plus souvent et de plus en plus heureusement à mesure qu'elle fait des progrès. Hâtons-nous d'affirmer que tout chirurgien qui dédaignera l'emploi des pinces hémostatiques, quand il s'agira de faire l'une ou l'autre de ces opérations, fera courir dans maintes circonstances au malade des dangers inutiles et que, dans bon nombre de cas, il lui sera impossible par d'autres moyens que par le pincement de parer aux dangers de l'hémorrhagie. Nous voudrions pouvoir entrer ici dans une description assez longue pour montrer tous les avantages que nous en avons retirés dans notre pratique. A plusieurs reprises déjà nous avons signalé les plus importants et il ne faudrait rien moins qu'un volume entier pour vulgariser tous les faits dans lesquels nous y avons eu recours. Mais comme le temps ne nous permet pas, dans ces cliniques, de nous appesantir sur un seul sujet, nous allons vous rappeler aussi succinctement que possible les avantages que vous nous avez vu retirer de nos pinces dans les opérations que nous avons pratiquées devant vous sur les parois et dans l'intérieur de l'abdomen (Obs. LXXVII, LXXVIII).

Que le chirurgien opère sur les parois avec le bistouri ou par les caustiques, il se trouve en présence de vaisseaux quelquefois difficiles à saisir au milieu des plans musculaires. Mais les difficultés sont bien autrement grandes quand il faut aller dans la cavité péritonéale elle-même et surtout au delà du feuillet pariétal qui entre dans la composition du mésentère et des parois du bassin : cependant maintes fois le chirurgien est appelé à pratiquer l'extirpation de tumeurs qui reçoivent par cette voie leurs vaisseaux nourriciers. Or dans bon nombre de cas, malgré l'emploi de la pince ingénieuse que nous avons fait construire autrefois par notre ami Cintrat pour placer profondément des ligatures métalliques perdues, en raison même du grand nombre des vaisseaux et du temps que demande l'application de cette pince, il est indispensable de mettre pendant le cours de l'opération sur tous les vaisseaux qui saignent un nombre suffisant de nos pinces de divers modèles pour faire de l'hémostasie temporaire et même, quand il y a lieu, d'en laisser un certain nombre pour faire de l'hémostasie définitive. Nous pourrions relater par centaines des observations de gastrotomies dans lesquelles, depuis plus de dix ans, nous n'avons pas agi autrement. Ceux d'entre vous qui seraient désireux d'avoir sur ce sujet de plus amples renseignements n'auront qu'à consulter les statistiques que nous avons publiées dans le premier volume de nos cliniques et notre travail actuellement en cours de publication sur le diagnostic et le traitement des tumeurs de l'abdomen.

A côté des opérations qui se pratiquent sur le ventre et le bassin se rangent tout naturellement celles qui se pratiquent sur les *voies génito-urinaires* de l'homme ou de la femme et dans lesquelles le scrotum, la vulve, la verge, le clitoris, l'urèthre, le vagin, la prostate, la vessie, l'utérus, se trouvent intéressés par des instruments tranchants ou contondants. L'importance de chacun de ces organes est telle que le chirurgien doit éviter avec le plus grand soin leur mutilation inutile, que souvent même il est obligé d'opérer dans un espace aussi restreint que possible, au milieu de tissus riches en vaisseaux, quelques-uns chargés de sinus, de tissus érectiles et d'artères longues ou tortueuses, d'autres adossés au péritoine. Or, il ne suffit pas d'être bon anatomiste pour opérer dans ces régions, il faut à tout prix empêcher les hémorrhagies qui sont toujours à redouter. Ici, plus qu'ailleurs, l'hémostasie préventive et l'hémostasie temporaire trouveront des applications de toutes sortes et permettront au chirurgien d'opérer presque à sec. Grâce au pincement il pourra toujours distinguer sa voie au milieu de tissus qu'il ne pourrait aborder autrement que par des procédés longs et qui ne sont pas toujours applicables, tels que les ligatures multiples et les cautérisations. Et lors même que le chirurgien croira pouvoir substituer au bistouri ou aux ciseaux le cautère tranchant et rougi, les pinces hémostatiques seront encore de la plus haute utilité pour faire de l'hémostasie préventive, temporaire et définitive. Nous pourrions, à l'appui de cette opinion, citer un nombre imposant de faits, tirés de notre pratique civile et hospitalière, pour montrer tous les services que nous avons retirés de ce moyen d'hémostase, mais vous nous l'avez vu si souvent mettre en usage que je me contenterai de vous en rappeler quelques-uns et de vous indiquer comment nous agissons dans ces régions.

Voyons d'abord les opérations qui se pratiquent sur les organes génito-urinaires de l'homme.

Le pincement nous a permis de simplifier singulièrement la *castration* dans un temps au sujet duquel les chirurgiens ont été jusqu'ici divisés : je veux parler de la manière de pratiquer la section du cordon spermatique. Les uns veulent qu'on lie en masse, d'autres séparément les vaisseaux; d'autres enfin ne font pas de ligatures et se servent de l'écraseur ou du cautère. Vous nous avez vu, Messieurs, employer un procédé beaucoup plus simple, beaucoup plus rapide et plus propre à empêcher le cordon de remonter, après sa section, dans le canal inguinal où il pourrait donner lieu à une hémorrhagie difficile à arrêter. Voici en quoi il consiste : une fois le cordon mis à découvert, je l'étreins simplement, avant de le sectionner (hémostasie préventive), entre les mors de deux pinces hémostatiques que je laisse à demeure pendant vingt-quatre ou quarante-huit heures (hémostasie définitive) (voy. fig. 10 de la *forcipressure*). On peut, si on le préfère, les retirer successivement après la section et saisir ensuite directement avec une ou deux pinces les vaisseaux qui donnent. Mais le premier de ces procédés nous semble beaucoup plus simple, plus sûr et par conséquent préférable. Il nous a d'ailleurs toujours donné les meilleurs résultats (Obs. LXXIX, LXXX).

L'*amputation de la verge* est, comme vous le savez, une opération généralement sanglante, d'autant plus qu'elle se pratique le plus souvent pour des cas de tumeurs éléphantiasiques ou cancéreuses qui augmentent encore la vascularité de la région. Elle nécessite l'emploi d'un grand nombre de pinces hémostatiques.

C'est une des opérations qui m'avaient conduit autrefois à faire de l'hémostasie préventive. En effet, il est très-facile, dans ces cas, d'exercer une compression circulaire avec les doigts, à la partie supérieure de la verge, ou même contre le pubis, si l'amputation se fait à la racine de l'organe. L'hémostasie préventive ainsi faite, suffit parfaitement pour permettre d'opérer sans avoir d'écoulement sanguin. Mais une fois l'amputation pratiquée, il est indispensable d'appliquer plusieurs pinces à demeure sur les vaisseaux divisés pour prévenir une hémorrhagie ultérieure (Obs. LXXXI).

Quant à la *circoncision* je ne m'y arrêterai que pour vous faire observer que l'emploi des serres-fines auquel nous avons recours dans ces cas présente beaucoup d'analogie avec celui denos pinces (Obs. LXXXII).

La *taille*, quel que soit le procédé auquel on ait recours, est encore une de ces opérations dans lesquelles le pincement nous rend de grands services. Il est inutile d'insister plus longtemps sur l'emploi de nos pinces dans ces opérations ; je vous citerai seulement un exemple (Obs. LXXXIII).

La plupart des opérations qui se pratiquent chez la femme, sur la *vulve*, sur les *parois du vagin*, dans l'*utérus*, etc., ainsi que celles qui se pratiquent dans la cavité buccale, sont sans contredit celles où l'hémostasie par le pincement nous rend les plus grands services.

S'agit-il, par exemple, d'enlever une tumeur des *grandes lèvres*, j'applique à la base de cette tumeur, qu'elle soit ou non pédiculisée, deux ou plusieurs pinces hémostatiques qui la rendent complétement exsangue et permettent de l'enlever, soit avec le bistouri, soit avec l'écraseur ou le galvano-cautère sans le moindre danger d'hémorrhagie.

S'agit-il de porter l'instrument tranchant sur les *parois vaginales* ou dans les *culs-de-sacs vaginaux*, soit pour ouvrir un abcès, soit pour enlever une tumeur, il peut arriver qu'on ouvre des vaisseaux importants et qu'on ait des hémorrhagies abondantes et difficiles à arrêter ; l'application d'une longue pince, sur l'endroit d'où jaillit du sang, permet aussitôt de s'en rendre maître.

L'emploi des pinces longues et courbes nous est également très-utile pour l'ablation des *polypes de l'utérus*. Lorsqu'il est possible par le col entr'ouvert de constater dans la cavité du col utérin la présence d'un polype, voici le procédé auquel j'ai recours : le saisissant entre les mors d'une pince de Museux, je l'attire le plus possible hors de l'utérus ; puis, le maintenant abaissé, je comprime aussi haut que possible son pédicule avec une ou deux pinces longues et courbes ; j'excise immédiatement au-dessous avec des ciseaux courbes. Les pinces ainsi placées sont laissées à demeure pendant vingt-quatre heures (voy. p. 5 de Deny et Exchaquet).

En général, pour toutes opérations qui se pratiquent sur l'utérus ou dans le vagin, c'est aux pinces longues, droites ou courbes, suivant les cas, qu'il faut avoir recours (Obs. LXXXIV, LXXXV, LXXXVI, LXXXVII, LXXXVIII, LXXXIX, XC, XCI).

Il est impossible de pratiquer des opérations sur le *périnée*, l'*anus* ou le *rectum* sans ouvrir des vaisseaux importants. Comme il est très-difficile d'exercer une compression efficace dans ces régions ou d'y porter des ligatures, les chirurgiens, pour prévenir ou arrêter les hémorrhagies, avaient recours au fer rouge ou au perchlorure de fer. Vous avez pu voir que, sans recourir à ces moyens, nous avons toujours pratiqué ces opérations sans hémorrhagie, grâce à nos pinces hémosta-tiques.

Dans la *périnéorhaphie*, par exemple, l'avivement des parties que vous voulez rapprocher entraîne souvent un écoulement de sang : or il n'est pas de procédé plus facile, ni plus rapide que celui qui consiste à appliquer à mesure sur les vaisseaux saignants des pinces hémostatiques qui sont retirées après l'opération.

Vous savez tous, Messieurs, que l'opération de la *fistule à l'anus* avec le bistouri, toute simple qu'elle est, entraîne souvent avec elle des hémorrhagies ; si bien que nous préférions autrefois, pour la pratiquer, l'écraseur ou le galvano-cautère. Aujourd'hui l'emploi des pinces nous permet d'opérer les fistules à l'anus avec le bistouri sans le moindre danger, et sur toutes les opérations de ce genre pratiquées par nous depuis plusieurs années, nous n'avons pas eu à constater une seule hémorrhagie primitive ou secondaire : or, ceci est important quand on songe que ces opérations se pratiquent souvent sur des individus très-affaiblis (Obs. XCII, XCIII, XCIV, XCV, XCVI, XCVII, XCVIII, XCIX, C, CI, CII).

Les opérations de *fistules recto* ou *vésico-vaginales*, ne donnent pas habituellement beaucoup de sang, mais il est impossible, en pareil cas, d'employer des moyens hémostatiques autres que le pincement (Obs. CIII, CIV, CV).

L'ablation des *tumeurs hémorrhoïdaires* se trouve singulièrement facilitée par l'emploi des pinces hémostatiques, qu'on se serve de l'écraseur ou du thermo-cautère (Obs. CVI, CVII).

Quant aux *ablations partielles* ou *totales du rectum*, je ne crains pas de dire qu'il y a bien des cas où il serait véritablement imprudent d'entreprendre l'opération si on n'avait à sa disposition le pincement, l'écraseur ou le galvano-cautère.

Voici comment je procède en pareil cas : Je dissèque avec le couteau galvanique ou avec le thermo-cautère la face externe du rectum au niveau des parties malades ; cette dissection doit être portée bien au delà des limites du mal, quand il s'agit d'une affection cancéreuse ; puis je sectionne verticalement et je résèque les lambeaux ainsi formés avec l'écraseur linéaire. Ces deux instruments, le galvano-cautère et l'écraseur, doivent être maniés avec une très-grande lenteur. Or, malgré toutes les précautions que l'on prend, il est impossible d'éviter l'ouverture des artères hémorrhoïdales qui donnent beaucoup de sang ; c'est alors qu'intervient le pincement qui permet d'achever l'opération sans danger. Les pinces ainsi placées pourront être au nombre de 15 à 20 : elles sont laissées à demeure dans l'infundibulum résultant de l'opération et facilement maintenues avec des éponges et un bandage en T qui sera lui-même compressif. Elles sont retirées ainsi que les éponges vingt-quatre ou quarante-huit heures après l'opération.

Nous avons bien souvent eu recours à ce procédé et jamais nous n'avons vu se produire d'hémorrhagies (Obs. CVIII).

E. OPÉRATIONS QUI SE PRATIQUENT SUR LES MEMBRES, L'ÉPAULE, LA HANCHE, LES RÉGIONS AXILLAIRE, INGUINALE ET POPLITÉE.

Aux membres, en y comprenant l'épaule et la hanche, le chirurgien est appelé à pratiquer les opérations les plus variées. Par suite de leurs usages multiples, ces régions sont en effet souvent le siége de traumatismes accidentels ; d'autre part, le chirurgien peut avoir à les atteindre à toutes les hauteurs, quelquefois même à les retrancher du corps. Or, quelque soit le traumatisme, les hémorrhagies sont redoutables.

L'hémostasie préventive, dans ces régions, se fait avantageusement par la pression digitale ou mieux par la bande élastique d'Esmarch. Mais ces moyens sont insuffisants à produire l'hémostasie temporaire, à plus forte raison, l'hémostasie définitive. Or, quelle que soit l'opération pratiquée dans ces régions, le pincement doit être préféré à tous les autres moyens d'hémostase. Vous en excepterez toutefois, si vous le préférez, les ligatures perdues appliquées sur les principaux vaisseaux. Telle est la règle de conduite que nous avons suivie si souvent devant vous depuis un grand nombre d'années. J'ai tenu également à vous montrer que, même dans ces grandes amputations, on doit, comme dans les autres régions, faire l'hémostasie définitive avec nos pinces et que ces instruments ne gênent en rien les divers modes de pansements actuellement mis en usage, y compris même le pansement par occlusion. D'ailleurs, nos pinces doivent être laissées à demeure pendant quelques heures ou même pendant trois ou quatre jours suivant l'importance des vaisseaux divisés : une fois extraites elles suppriment, contrairement aux autres méthodes, tout corps étranger. Sans entrer dans la description de tous les faits de ce genre que nous pourrions citer, disons seulement que depuis plusieurs années, aux membres comme dans les autres régions, nous avons pratiqué toutes nos opérations sans faire aucune ligature et que nos statistiques, dont quelques-unes ont déjà été publiées, prouvent que nous n'avons jamais eu d'hémorrhagies à redouter. D'ailleurs pour quelques-unes de ces régions, les pansements compressifs peuvent être appliqués assez exactement pour permettre de retirer les pinces immédiatement après l'opération, sans qu'il soit nécessaire, comme pour d'autres régions et en particulier celles qui se rapprochent de la racine des membres, de les laisser en place pendant quelques heures ou pendant quelques jours.

Le pincement vous rendra donc de grands services, soit qu'il s'agisse de *plaies des gros vaisseaux*, d'*amputations*, de *résections*, de *désarticulations*, d'*ablations de tumeurs*, etc.

Lorsque dans les *plaies par instruments tranchants* ou par *armes à feu*, les gros vaisseaux, tels que l'humérale, l'artère ou la veine fémorale, sont intéressés, voici le procédé que j'emploie et qui m'a toujours donné de très-bons résultats : Pendant qu'un aide exerce la compression au lieu d'élection, je mets à nu, sans trop la disséquer, la surface externe de ces vaisseaux et je les saisis avec une pince hémostatique, au-dessus de la dissection s'il s'agit d'une artère, au-dessous s'il s'agit d'une veine. Si cela ne suffit pas, j'applique alors deux autres pinces, l'une au-dessus, l'autre au-dessous, à la fois sur l'artère et la veine (Obs. CIX, CX, CXI).

Mais, dans bien des cas, il n'est même pas nécessaire d'aller à la recherche des vaisseaux, il suffit d'appliquer une ou deux pinces au fond de la plaie, à l'endroit même d'où vient le sang, ce moyen, aidé d'une compression un peu énergique, suffit pour arrêter l'hémorrhagie.

Dans les *amputations*, voici comment nous procédons :

L'hémostasie préventive ne pouvant être obtenue ici à l'aide de nos pinces, nous avons recours soit à une compression digitale bien faite, soit, ce qui est de beaucoup préférable, à la bande d'Esmarch qui permettent d'opérer, pour ainsi dire, à sec. Mais ces moyens n'assurant nullement comme le pincement, l'hémostasie définitive, aussitôt que l'amputation est pratiquée, nous les retirons et nous appliquons des pinces sur les vaisseaux qui, dès lors, se mettent à saigner avec d'autant plus d'abondance que le cours du sang y a été plus longtemps interrompu, à l'aide de l'ischémie artificielle.

Si nous interrogeons nos statistiques des années précédentes, nous avons la satisfaction de constater que pas un de nos opérés, depuis plus de dix ans, n'a succombé à une hémorrhagie. Voici d'ailleurs quelques-uns des cas d'amputations que nous avons eu l'occasion de pratiquer dans les cinq dernières années (Obs. CXII, CXIII, CXIV, CXV, CXVI, CXVII, CXVIII, CXIX, CXX).

Vous m'avez vu, Messieurs, plusieurs fois pratiquer ici la *résection du coude* d'après un procédé que j'ai imaginé dans le but d'éviter les hémorrhagies et surtout la section du nerf cubital.

Ce procédé consiste à faire sur la face postérieure du coude, maintenu dans la demi-flexion, une incision curviligne à convexité inférieure dont les deux extrémités aboutissent aux extrémités épicondyliennes et épitrochléennes de l'humérus, tandis que le milieu arrive au-dessous de l'olécrâne au niveau des points sur lesquels on se propose de pratiquer la résection. Cette première incision ne doit intéresser que la peau et les parties molles superficielles. Celles-ci sont alors détachées des parties profondes à la manière d'un lambeau jusqu'à la hauteur à laquelle on se propose de réséquer l'humérus. Il est ensuite facile de voir ou de toucher les extrémités osseuses et d'examiner leurs rapports. Pour faciliter cet examen, on sépare le triceps de son insertion olécrânienne, en conservant ou non une petite portion de l'os et du périoste avec lequel elle se continue, puis on détache les muscles et le périoste qui recouvrent l'olécrâne et l'extrémité supérieure du radius ; on résèque ensuite ces dernières en prenant les mêmes précautions. Ceci fait, l'extrémité inférieure de l'humérus se présente à l'orifice de la plaie et on le résèque de même.

Dans ce procédé, qui nous a toujours donné de très-bons résultats, aucun vaisseau important n'est ouvert, de telle sorte qu'il suffit habituellement d'appliquer trois ou quatre pinces sur quelques artérioles du lambeau pour n'avoir pas le plus petit écoulement de sang. Ces pinces peuvent être retirées, une fois l'opération terminée. La plaie est alors fermée par des sutures faites au moyen de fils d'argent, un orifice est laissé vers l'angle interne de la plaie, dans lequel est intro-

duit un tube de façon à faciliter l'écoulement du pus et des liquides, puis le bras est immobilisé dans la demi-flexion avec un
appareil plâtré, laissant à découvert la face antérieure du
membre (Obs. CXXI).

Dans les *désarticulations* des doigts ou des orteils une ou
deux pinces laissées en place pendant quelques heures, suffisent toujours pour assurer l'hémostasie définitive. Je me contenterai de vous signaler le fait sans y insister davantage.

Pour les désarticulations de l'épaule ou de la hanche aucune
autre méthode ne permet d'opérer avec plus de sûreté et de
célérité.

Dans l'*ablation des tumeurs* siégeant sur un membre, on
peut, à la rigueur, obtenir l'hémostasie préventive à l'aide de
la bande d'Esmarch, comme pour les amputations. Mais cela
n'est pas nécessaire, et vous pourrez, à l'aide de nos pinces, entreprendre, sans crainte d'hémorrhagie, l'ablation des tumeurs
les plus volumineuses des membres supérieurs ou des membres
inférieurs. Il n'y a, en effet, aucune difficulté à appliquer sur les
vaisseaux divisés, quel que soit leur volume et quel que soit leur
siége, une ou plusieurs pinces hémostatiques qui vous permettront d'achever l'opération sans retard et sans danger,
tandis que si vous aviez à poser une ligature sur chacun de ces
vaisseaux, vous éprouveriez souvent les plus grandes difficultés et toujours un retard préjudiciable. (Obs. CXXII, CXXIII,
CXXIV, CXXV, CXXVI, CXXVII, CXXVIII).

La conformation des membres étant des plus favorables pour
exercer, après l'opération, une énergique compression, il
n'est pas nécessaire, dans la plupart des cas, de mettre des
pinces à demeure. Cependant, lorsque d'importants vaisseaux
ont été ouverts, il est toujours plus sûr, lors même que cette
compression est bien faite, de laisser à demeure pendant vingt-.
quatre ou quarante-huit heures les pinces placées sur eux.

Quelques mots maintenant au sujet des opérations qui
se pratiquent dans les régions de l'*épaule*, de l'*aisselle*, de la
hanche, de l'*aine*, des *fesses* et du *creux poplité*.

Bien que l'omoplate soit rarement le siége d'affections nécessitant l'intervention du chirurgien, il est des cas cependant

où celui-ci est appelé à pratiquer une résection plus ou moins étendue de cet os pour débarrasser les malades de tumeurs plus ou
moins volumineuses, plus ou moins gênantes. C'est ainsi que,
récemment encore, vous nous avez vu pratiquer la résection
d'une grande partie de l'omoplate chez un malade qui était atteint d'une tumeur fibro-plastique de cette région. Vous avez
pu voir combien, dans ce cas comme dans beaucoup d'autres,
le pincement nous a été utile. Il ne l'est pas moins pour l'ablation des tumeurs de l'aisselle, de l'aine, du creux poplité,
toutes régions très-importantes et dans lesquelles l'opérateur
ne saurait prendre trop de précautions (Obs. CXXIX).

Le chirurgien peut être appelé aussi, bien que rarement, à
enlever des tumeurs siégeant dans la région fessière. Il est
souvent fort difficile, en pareil cas, de pouvoir, avant l'opération, se rendre compte du véritable point de départ et des prolongements de ces sortes de tumeurs et, dans un certain nombre
de cas, si l'on n'avait à sa disposition un moyen d'hémostase
aussi sûr, aussi prompt et aussi facilement applicable à toutes les régions que le pincement, on se trouverait dans l'impossibilité d'achever l'opération : c'est ce qui eut lieu dans un
cas où, croyant avoir affaire à une tumeur limitée à la région
fessière elle-même, nous nous aperçûmes, dans le cours de
l'opération, que cette tumeur prenait naissance dans la fosse
ischio-rectale (Obs. CXXX.)

QUATRIÈME LEÇON

MESSIEURS,

Je viens de passer en revue devant vous les diverses applications du pincement comme moyen hémostatique ; cette description jointe aux observations que vous trouverez plus loin
suffira pour vous faire comprendre les avantages de cette
méthode sur les autres moyens d'hémostase. Cette leçon clinique sera consacrée à vous les rappeler rapidement, et, en
la terminant, nous ferons connaître également les autres
usages que l'on peut retirer de nos pinces pendant le cours des
opérations chirurgicales.

PARALLÈLE DU PINCEMENT ET DES AUTRES MOYENS D'HÉMOSTASE.

Si nous comparons ce qui se passait autrefois dans les services de chirurgie avec ce que nous voyons aujourd'hui dans
mon service ou dans ceux dont les chefs emploient les mêmes
pinces, nous pouvons facilement nous rendre compte des avantages incontestables du pincement. A l'époque où j'étais interne, on se servait de la ligature, de l'écraseur, du cautère actuel et même dn galvano-cautère : or, je me rappelle que les internes de garde étaient appelés très-souvent pour arrêter des
hémorrhagies consécutives aux opérations pratiquées le matin ou les jours précédents ; qu'arrivait-il alors ? Il fallait
procéder avec le plus grand soin à la recherche du vaisseau
qui était le point de départ de l'hémorrhagie et le saisir dans
une pince le plus souvent défectueuse pour placer une liga-

ture. Cette recherche était parfois longue, difficile, et pour peu que le vaisseau fût profond, il n'était pas rare de voir les malades succomber avant qu'on eût pu le saisir et le lier. Depuis que je suis moi-même à la tête de services importants dans les hôpitaux, il est presque sans exemple que mes internes aient jamais été dérangés pour des accidents de ce genre et que des malades opérés par nous soient morts d'hémorrhagies consécutives. Plusieurs m'ont affirmé qu'il était loin d'en être de même dans les autres services où, la plupart du temps, les opérations étaient cependant moins nombreuses. En supposant, d'ailleurs, qu'il se produisît une hémorrhagie consécutive à l'une de nos opérations, pourra-t-on comparer l'application d'une simple pince sur les parties saignantes, application qui pourrait être faite à la rigueur par une personne étrangère à la médecine, avec la ligature qui demande toujours un certain temps, exige la présence d'un aide et ne peut être pratiquée que par des mains expérimentées.

Depuis quelques années plusieurs de mes collègues font succéder la *torsion* au pincement avec nos pinces. C'est un moyen additionnel que nous avons appliqué nous-mêmes, pendant plusieurs années et dont nous sommes loin de contester la valeur, mais que nous avons rejeté comme inutile et comme allongeant singulièrement la durée des opérations. D'ailleurs, dans un grand nombre de régions où le pincement est applicable, la torsion et les autres moyens sont absolument inapplicables. Comment tordre les artères de la langue? celles du fond du vagin, de l'utérus? En somme, le pincement suffit et peut être appliqué facilement dans tous les cas où l'on fait la torsion ; celle-ci ne peut donc être considérée que comme un moyen additionnel.

Ces considérations ne s'appliquent pas seulement à la torsion ; elles s'appliquent à la *ligature* et à la *cautérisation*. En ce qui concerne cette dernière méthode, qui a subi de si heureux perfectionnements depuis l'invention du galvano-cautère, du thermo-cautère, et de la cautérisation potentielle, nous nous en servons nous-mêmes dans un grand nombre de cas, d'autant plus qu'elle a été surtout créées, comme le pincement, en vue de supprimer la ligature, la torsion et d'écar-

ter les dangers d'hémorrhagie et de phlébite. Or, non-seulement beaucoup de régions échappent à ces moyens d'action,
mais encore, il faut le dire, ces agents arrêtent difficilement l'écoulement du sang, et dans beaucoup de régions,
pour peu qu'elles soient profondes, délicates et que les vaisseaux y soient nombreux et volumineux, il ne faut pas hésiter à
recourir au pincement comme moyen auxiliaire des plus précieux et des plus sûrs pour abréger la durée des opérations et
combattre le danger de l'hémorrhagie. D'ailleurs, au milieu de
ces tissus escarrifiés, la ligature est difficilement applicable et
le pincement est encore le moyen d'hémostase le plus simple
et le plus sûr.

L'*acupressure* ne peut être érigée en méthode générale
d'hémostase, mais c'est un moyen excellent dans tous les cas
où il est applicable : il agit en exerçant indirectement sur
les vaisseaux une compression suffisante, et, bien que les
épingles qui servent à produire l'hémostase, soient des corps
étrangers qui traversent une épaisseur de tissus plus ou moins
considérable, l'expérience de tous les jours démontre qu'en
retirant ces corps étrangers au bout de douze à quarante-huit
heures, ils n'ont pas habituellement déterminé d'inflammation sérieuse. Si, en effet, on les retire à cette époque, il est
rare, lors même qu'il se forme un petit abcès sur leur trajet,
qu'il nuise à la réunion des plaies. Or, bien qu'exerçant une
action moins puissante que le pincement, pourvu que les vaisseaux ne soient pas trop importants, l'hémostasie est suffisante et on peut, sans danger, retirer les aiguilles après le laps
de temps que nous avons indiqué. Dans bon nombre d'opérations, les épingles qui nous servent à faire la suture entortillée dans les plaies qui succèdent à l'ablation de tumeurs,
nous servent en même temps à faire l'acupressure pour les
vaisseaux superficiels. Nous n'y avons pas suffisamment confiance pour les vaisseaux de gros calibre, mais employée dans
les conditions dont nous venons de parler, l'acupressure est
un moyen auxiliaire d'un grand prix et que le chirurgien ne
doit pas négliger.

Il en est de même de la *compression* : Nous ne parlons pas

de la compression digitale, avec le cachet, les tourniquets, etc., compression pénible pour le malade comme pour le chirurgien et qui, bien que très-efficace, est loin d'être toujours applicable ; mais de la compression qui s'obtient avec des bandages bien faits, avec de la ouate, par exemple, et qui est douce, facilement applicable sur les régions pourvues d'un plan résistant sous-jacent aux vaisseaux divisés. La compression, exercée dans ces conditions, rend à titre d'agent hémostatique les plus grands services. Appliquée à la surface du crâne, du thorax, des membres, toutes régions qui permettent d'exercer une action énergique sur de grandes surfaces, elle constitue un auxiliaire puissant du pincement et dispense, dans bon nombre de cas, de laisser des pinces après l'opération terminée. Mais, comme l'acupressure, elle n'est guère applicable que pour les vaisseaux de petit calibre.

L'*affrontement direct* est un bon moyen d'obtenir l'hémostase et la réunion immédiate, lorsqu'il est bien fait, c'est-à-dire lorsqu'il permet d'affronter les tissus exactement, sans laisser le sang s'épancher à l'intérieur ou à l'extérieur des vaisseaux divisés. Il faut y recourir toutes les fois que la région et le genre d'opération le permettent. On est réellement étonné, après avoir fait l'hémostasie préventive ou temporaire, à l'aide de nos pinces, dans certaines régions, telles que les lèvres, le col de l'utérus, le vagin, la vulve, ou dans les petites amputations des membres, etc., de voir avec quelle facilité on obtient l'hémostasie définitive par ce seul moyen ; mais il ne faut pas croire que, pour l'obtenir, le pincement soit inutile ou dangereux. Il est utile en ce qu'il permet de diviser rapidement et sûrement les tissus en facilitant l'hémostase. Les observations démontrent que le pincement appliqué sur les vaisseaux et les tissus pendant quelques minutes et même quelques heures ne nuit en rien à la réunion immédiate. Lors même que sur un point on eût besoin de laisser à demeure une ou plusieurs pinces pour faire l'hémostasie définitive, comme cela a lieu pour l'ablation des grandes tumeurs, celles du sein ou de l'aisselle par exemple, on laisse les pinces à la partie déclive de la plaie, et on affronte direc-

tement les autres points. Ces moyens peuvent être combi-
nés par le chirurgien de la façon la plus avantageuse : par
exemple, dans bon nombre de régions, le pincement, employé avant et pendant l'opération, diminuera les chances
d'hémorrhagie et facilitera l'affrontement direct. Une fois celui-ci obtenu, une compression bien faite, si la région s'y
prête, en diminuant à son tour les chances d'hémorrhagies
consécutives, sera une garantie pour que le malade retire
tous les bénéfices de la réunion immédiate.

Quant à la *ligature*, il faut bien qu'elle ait une réelle valeur
pour qu'actuellement encore, elle soit entre les mains de tous
les chirurgiens. Nous avons vu cependant qu'un grand
nombre n'en sont pas satisfaits et ont cherché dans la torsion, dans la compression, dans l'acupressure, etc., le moyen de s'en passer. C'est qu'en effet la ligature laisse au
fond des plaies un corps étranger dont le moindre inconvénient est de retarder la cicatrisation et de favoriser la suppuration. Qu'y a-t-il de plus à redouter quand la suppuration
s'établit définitivement et surtout quand elle se prolonge, que
les hémorrhagies secondaires, les phlébites infectieuses, les
accidents septicémiques, l'épuisement des forces, sans parler de tous les accidents dus au voisinage des grandes séreuses ? On a bien dit, et avec juste raison, que les ligatures
métalliques, de soie fine, de cattgut, diminuaient de beaucoup
le nombre de ces accidents ; les uns ont dit que ces fils avaient
quelque tendance à s'enkyster, d'autres à se résorber ; cela
est vrai à condition qu'ils soient fins, que la ligature faite à
anse ou par torsion soit solide, suffisamment résistante et ce
n'est pas nous qui songerons à y contredire, car pendant de longues années et toute la durée de la guerre de 1870-71, c'est par
centaines que, journellement au Val-de-Grâce, à l'ambulance
des Tuileries, à la Société de secours aux blessés, dans un
grand nombre d'ambulances particulières, nous avons été
obligé de pratiquer les opérations les plus variées, comme
celles que nécessitent les plaies par arme à feu, et comme
nous n'avions pas assez de pinces hémostatiques nous n'a-
vons jamais fait que des ligatures perdues avec des fils

de soie ou des fils d'argent noués ou tordus. Toujours ces fils étaient coupés au ras des vaisseaux et nous ne craignons pas de dire que si nos succès ont été si nombreux et ont eu tant de retentissement à cette époque, dans la pratique des amputations et des résections, par exemple, nous ne le devions pas seulement aux modes de pansement et aux précautions sans nombre que nous prenions pour lutter, selon les lois de l'hygiène, contre l'érysipèle, l'infection purulente, la pourriture d'hôpital, par des médications toniques, l'alcool, la quinine, l'aconit, etc., mais encore, hâtons-nous de le dire, aux moyens de toutes sortes que nous employions pour obtenir, au moins dans la plus grande étendue des plaies, la réunion immédiate. C'est encore à ces ligatures perdues que nous devions une grande sécurité à la suite des graves opérations pratiquées dans les cavités splanchniques et plus spécialement dans les cavités pelvienne et abdominale : en publiant nos premières ovariotomies, nous avons montré tout le parti que nous en avions tiré.

Mais la ligature perdue elle-même, malgré la confiance qu'elle nous inspire, malgré les bienfaits que nous en avons obtenus, n'en constitue pas moins un corps étranger sur l'immunité duquel on ne peut pas toujours compter. On a insisté, peut-être à tort, sur ce qu'elles exposaient facilement à de petits abcès, à de petites fistules consécutives ; le fait est que les séreuses et le tissu cellulaire sous-cutané supportent assez bien ces corps métalliques et que les fils de soie ont de la tendance à se résorber. Ce qui importe, c'est que l'application de ces liens autour des vaisseaux prolonge la durée des opérations et pour peu qu'ils soient trop multipliés, ces corps étrangers ont l'inconvénient d'exposer les tissus qu'ils atteignent à se mortifier et à causer des accidents inflammatoires redoutables quand les régions sur lesquelles on les applique sont profondes et trop vasculaires.

N'hésitons donc pas à dire que, sauf pour l'intérieur de l'abdomen et du bassin, sauf pour l'amputation à la partie supérieure de la cuisse ou du bras, ou pour les désarticulations scapulo-humérale et coxo-fémorale, dans lesquelles nous consentons à appliquer quelques fils métalliques ou quelques fils de soie fine coupés au-dessus du nœud sur les gros vaisseaux, pour empêcher de trop prolonger le séjour des pinces hémostatiques, nous rejetons, pour toutes les autres opérations la ligature comme inutile et comme désavantageuse et nous lui préférons le pincement aidé, au besoin, de l'acupressure et de la compression. A ceux qui seraient disposés à nous opposer une ligne de conduite différente, nous répondrons qu'ils veuillent bien, comme nous le faisons, nous faire connaître avec détails les faits tirés de leur pratique ; nous comparerons leurs résultats avec les nôtres et nous ne craignons pas d'affirmer que l'avantage sera pour le pincement. Il suffira d'ailleurs de jeter un coup d'œil sur les opérations de toutes sortes que nous avons pratiquées depuis plusieurs années pour voir que l'expérience est définitivement acquise sur ce point et que par notre méthode les pertes de sang sont nulles et les guérisons rapides.

L'*arrachement* dont les résultats sont surprenants au point de vue hémostatique quand il s'agit des membres et qu'il a lieu involontairement à la suite des grands traumatismes, montre qu'il n'est pas nécessairement besoin de la ligature pour obturer solidement les vaisseaux les plus importants. Nul doute que ce ne soit l'observation de faits semblables qui ait encouragé les chirurgiens à tordre violemment les tuniques vasculaires pour imiter ce travail accidentel qui réussit parfois avec une rapidité surprenante. Pour notre compte, toutes les fois que la région se prête à l'arrachement, toutes les fois surtout qu'il s'agit d'une tumeur énucléable et que ce moyen d'hémostase peut être mis en pratique, nous lui donnons la préférence sur tout autre ; mais, il faut le dire, ce mode opératoire est rarement applicable ; il l'est surtout pour les tumeurs qui n'ont pas encore envahi les organes voisins et pour celles qui sont pourvues d'une gaîne propre. Toutefois, même dans les cas les plus favorables, il ne faut pas toujours compter sur l'absence d'hémorrhagie consécutive, pas plus dans les traumatismes volontaires que dans l'arrachement accidentel des membres par les grands moteurs industriels : et c'est alors que le pin-

cement appliqué sur les vaisseaux qui ont quelque tendance
à saigner rend les plus grands services.

Ce que nous disons de l'arrachement, nous le dirons également des plaies contuses produites par l'action de la *scie*, de
l'*écraseur linéaire* ; tous les instruments basés sur ces modes
opératoires et dont quelques-uns jouissent légitimement de la
plus grande faveur ont leur raison d'être et, bien maniés, peuvent rendre les plus grands services. Nous nous en sommes,
nous et nos maîtres, servis tant de fois avec avantage que nous
ne pouvons trop leur rendre la justice qu'ils méritent ; mais
encore, s'ils produisent pendant et après l'opération une hémostasie suffisante pour le plus grand nombre des vaisseaux,
ils ne mettent pas sûrement à l'abri de toutes les pertes de sang,
et, pour les vaisseaux de gros calibre, le pincement temporaire ou définitif leur est encore de beaucoup préférable.

DES AVANTAGES, AUTRES QUE L'HÉMOSTASIE, QUE L'ON PEUT RETIRER
DE NOS PINCES.

Nous avons parlé jusqu'ici de nos pinces en tant que moyen
hémostatique ; elles ont d'autres usages que nous vous avons
souvent fait connaître, et, à ce point de vue, elles pourront
vous être utiles. Permettez-moi de vous les rappeler :

1° Elles peuvent remplacer la pince à pansement ; leur mode
de fermeture est tellement supérieur à ce point de vue que,
depuis que nous les avons imaginées, les fabricants ont sup-
primé toute autre pince à pansement dans les trousses.

2° Elles servent à l'extraction des corps étrangers, des séquestres, des projectiles, etc., placés dans la profondeur des tissus. Leur mode de construction est tel, en effet, qu'elles peuvent
être introduites à une assez grande profondeur et saisir les
corps étrangers sans nécessiter un trop grand écartement et
comme elles se ferment et s'arrêtent avec la plus grande facilité, une fois qu'elles ont saisi le corps étranger, elles deviennent fixes et permettent aisément de l'attirer au dehors. Ce
n'est pas à dire qu'elles puissent remplacer tous les instruments
ingénieux que possède l'arsenal chirurgical pour l'extraction

des corps étrangers, mais elles suffisent dans un grand nombre de cas, et, comme elles se trouvent sous la main pour une foule d'autres usages, elles vous rendront de signalés services.

3° Elles servent à rétracter les plans musculaires, les vaisseaux, les nerfs et autres organes importants, dans bon nombre d'opérations. Appliquées sur les lèvres des plaies à diverses profondeurs elles servent de point d'appui aux aides pour écarter les bords et les faces de la solution de continuité et pour suppléer aux rétracteurs. C'est surtout dans les régions délicates, vasculaires, où il importe de faire le moins possible de délabrements, que le chirurgien aura avantage à remplacer les rétracteurs par nos pinces, en recommandant aux aides de n'introduire jamais les doigts dans les deux anneaux à la fois quand ils les maintiennent afin que par mégarde ils ne les ouvrent pas.

4° Elles servent à fixer les tumeurs pendant leur énucléation. Il arrive souvent, en effet, qu'en plaçant plusieurs pinces entre la coque fibreuse et la substance propre de certaines tumeurs ganglionnaires, on a besoin d'appliquer ces pinces sur les vaisseaux nourriciers de la tumeur, quelques-unes d'entre elles servent de point d'appui pour fixer la coque, et la fixité qu'elles donnent rend l'énucléation ou le décollement plus facile et plus sûr.

5° Elles servent à passer les épingles, à les fixer pendant qu'on fait la suture entortillée : leurs rainures transversales également leur mode d'arrêt permet de saisir promptement et solidement les aiguilles. Si l'on veut faire la suture entortillée, une fois l'épingle passée, elle tend à se recourber sous la traction des fils quand elle est mince et flexible, et quand ses deux extrémités ne sont pas solidement maintenues. Aussi avonsnous l'habitude de saisir avec nos pinces chaque extrémité de l'épingle et de confier ces pince à des aides qui les maintiennent en place avec un doigt passé dans un des anneaux et non avec un doigt passé dans chaque anneau afin de ne pas s'exposer à les ouvrir involontairement. Ainsi appliquées, les pinces servent de points d'appui suffisamment résistants pour que l'affrontement soit obtenu sans que l'épingle cède, soit à son milieu, soit à ses extrémités.

6° Elles servent à fixer les éponges dans les cavités profondes telles que la bouche, le vagin : il est quelquefois nécessaire d'avoir des éponges qui se montent rapidement ; les pinces longues, droites ou courbes, de notre grand modèle sont excellentes pour remplir cet office.

7° Enfin nos pinces peuvent encore servir à divers autres usages ; c'est ainsi qu'elles remplacent avantageusement le porte-mèche, quand il s'agit de saisir une mèche ou un tube par son extrémité supérieure ou par son milieu pour l'introduire dans le fond d'une plaie, dans un canal tel, par exemple, que le rectum à la suite de l'opération de la fistule à l'anus. Elles servent aussi à fixer les lambeaux sans les écraser, lorsqu'on veut les attirer pour les suturer dans les anaplasties, etc.

Or, il n'est pas indifférent pour le chirurgien d'avoir entre les mains un instrument qui, à l'avantage d'être un bon moyen d'hémostase, joint celui de servir à une foule d'usages différents, comme nous venons de le montrer.

CONCLUSIONS.

Il résulte, Messieurs, de l'historique que nous avons fait de la question, des considérations qui précèdent et de l'exposé des faits de notre pratique, que nous sommes autorisés à tirer les conclusions suivantes :

1° Quoique d'origine ancienne, le pincement n'avait jamais été employé d'une façon méthodique avant ces dix dernières années ; ce n'était qu'un procédé fortuitement employé et, pour ainsi dire, de nécessité.

2° Le premier, j'en ai fait une véritable méthode, applicable à toutes les opérations sanglantes, destinée à remplacer avec avantage tous les procédés d'hémostase et permettant d'étendre le champ de la médecine opératoire à des cas qui jusque-là étaient restés en dehors des ressources de la chirurgie.

3° Cette méthode présente un caractère d'originalité bien tranché et ne saurait être confondue avec aucune autre méthode d'hémostase.

4° Elle n'est devenue véritablement pratique et applicable à tous les cas qu'à partir du jour où nous avons fait construire des pinces spéciales qui, dans tous les catalogues des fabricants d'instruments de chirurgie, portent mon nom, auxquelles on donne communément aujourd'hui le nom de *pinces hémostatiques*, en raison de leurs usages et, depuis cette époque, nous avons eu la satisfaction de les voir adopter par les chirurgiens notables de tous les pays.

5° Le pincement peut être *préventif, temporaire* ou *définitif*. Ces dénominations que nous avons créées, pour bien faire comprendre la méthode, doivent être conservées d'autant plus qu'elles ont été adoptées par les chirurgiens qui ont écrit depuis nous sur ce sujet.

6° Nos pinces, en effet, permettent d'obtenir :

a. L'hémostasie préventive dans un grand nombre d'opérations, en particulier dans celles qui se font dans les régions faciles à saisir, comme les paupières, le nez, les lèvres, les joues, les gencives, la langue, le palais, le pavillon de l'oreille, le scrotum, la verge, le cordon, la vulve, l'urèthre, le vagin, le rectum, le périnée, l'anus, et, d'une façon générale, pour toutes les tumeurs pédiculées ou faciles à pédiculiser ;

b. L'hémostasie temporaire dans toutes les opérations sanglantes ;

c. L'hémostasie définitive, chaque fois que l'hémostasie temporaire paraîtra insuffisante.

7° Pour obtenir l'hémostasie définitive, il suffit, en général, de les laisser quelques heures ou même seulement quelques minutes, après l'opération ; mais il n'y aurait aucun inconvénient à les laisser plusieurs jours, comme cela est nécessaire dans certains cas, dans les anévrysmes, par exemple ; elles n'offrent, en effet, aucun des dangers des corps étrangers abandonnés dans les plaies.

8° Il n'est pas nécessaire, pour les appliquer, de disséquer, au préalable, les vaisseaux : il est même plus avantageux de comprendre dans leurs mors une petite épaisseur des tissus voisins. La rapidité d'exécution qui en résulte ne nuit en rien à la sûreté de l'hémostase lors même qu'au lieu d'être temporaire le pincement doit être définitif.

9° La vulgarisation de nos pinces est due à leur légèreté, leur solidité, leur application facile.

10° Outre la petite pince hémostatique ordinaire, il est nécessaire d'employer comme nous, suivant les cas et les régions, des pinces longues, droites ou courbes, à mors mobiles, en T, en cœur, etc.

11° Enfin nous avons démontré que toutes ces pinces, pendant le cours des opérations, peuvent être destinées à plusieurs usages dont quelques-uns sont d'une réelle importance.

D'ailleurs les faits, mieux que toutes les considérations théoriques, plaideront en faveur de cette opinion. MM. Deny et Exchaquet en ont déjà puisé dans ma pratique un nombre suffisant; cependant je crois utile de vous en citer d'autres dont vous avez été témoins, pour mieux vous rappeler la ligne de conduite à suivre dans chaque cas particulier.

OBSERVATIONS.

OBSERVATION I (1). — *Plaie de la tête par arme à feu. Hémorrhagie. — Hémostasie par pincement. Guérison.* — Le 3 septembre 1870, pendant la guerre, un blessé nous est amené au Val-de-Grâce, chez lequel un éclat d'obus avait enlevé la moitié de la région frontale, la presque totalité du périoste et les portions sous-jacentes des lobes antérieurs du cerveau. Au moment où il fut apporté dans mon service, quelques vaisseaux donnaient beaucoup de sang. L'hémorrhagie fut facilement arrêtée avec quelques pinces laissées en place pendant deux heures; les lambeaux furent appliqués avec soin et le malade, grâce aux précautions prises, guérit rapidement. A la fin de la guerre, nous le présentâmes avec plusieurs autres, à l'Académie de médecine (Voy. *Bulletin de l'Académie de médecine*, 1871).

OBS. II. — *Plaie de tête par arme à feu. Trépanation. Extraction de la balle et d'une partie du frontal enfoncé.* — Un jeune homme, d'une vingtaine d'années, s'étant tiré un coup de révolver dans la région frontale, est amené dans le coma, en mars 1873, à l'hôpital Saint-Louis.

La balle avait perforé le frontal et refoulé la dure-mère jusqu'au niveau de la substance cérébrale en même temps qu'un éclat assez volumineux de la table interne. Des accidents de compression s'étant manifestés, la perte de substance faite à l'os, à travers la table externe

(1) Cette observation a été recueillie avec détails par M. le Dr Zambianchi, alors interne de notre service.

restée intacte, étant trop petite pour qu'on puisse se rendre un compte exact des désordres, nous appliquons sur la table externe, au niveau du traumatisme, une couronne de trépan ; nous trouvons le sinus frontal rempli de sang, les méninges saignantes, lésées par la table interne dont nous faisons l'extraction ; du même coup nous retirons la balle qui était placée entre la dure-mère et le sinus frontal. Nous fûmes obligés dans ce cas de faire une incision cruciale à travers les parties molles, de mettre des pinces hémostatiques sur les vaisseaux saignants du crâne et de la dure-mère. Après deux heures, ces pinces purent être retirées et le malade retourna chez lui le vingtième jour.

Obs. III. — *Kyste pileux périostique de la région fronto-sourcilière.* — Mme M... portait au niveau du sourcil droit une tumeur qui datait de l'enfance et qui avait atteint le volume d'un petit œuf de poule. Le toucher permettait de reconnaître qu'il s'agissait d'un kyste à parois épaisses, à contenu pâteux et que le périoste, sur tout son pourtour, formait un bourrelet irrégulier. Les parties molles de la région, la peau, le tissu cellulaire, les muscles étaient mobiles à la surface. Bien que la tumeur ne fût pas douloureuse, elle produisait une telle difformité que la malade, après avoir hésité pendant quelque temps, demanda elle-même l'ablation. Nous conservons dans notre musée la photographie de cette malade.

En raison du siége je pensai qu'il s'agissait d'un kyste pileux. Pour l'enlever, je fis une incision transversale parallèle au sourcil, et assez longue pour faciliter la dissection. La tumeur était située trop au-dessus du sourcil pour que l'incision pût être faite dans l'épaisseur même du sourcil. Elle intéressa successivement la peau, les couches sous-cutanée et musculo-aponévrotique et permit aisément d'énucléer les deux tiers antérieurs de la tumeur ; il n'en fut pas de même du tiers postérieur; à ce niveau la paroi du kyste était constituée presque uniquement par le périoste lui-même; la face antérieure du frontal était excavée et déformée. Les bords de l'excavation formaient une sorte de bourrelet irrégulier, tranchant, tandis que la couche recouverte du périoste ainsi que les faces amincies et la base étaient confondues avec la lame compacte superficielle; le fond de l'excavation était constitué, au contraire, par les couches de la table interne; à ce niveau, la table externe et le diploé manquaient complétement, comme s'ils avaient été usés et résorbés. La paroi du kyste, à ce niveau, n'était autre qu'une sorte de tissu fibreux aminci qui se continuait avec le périoste sur les bords : il fallut prendre les plus grandes précautions pour l'enlever complétement.

Une fois le kyste enlevé, la table osseuse sous-jacente restait à découvert. Nous appliquâmes à sa surface la peau et les couches superficielles qui formèrent une sorte de lambeau et nous suturâmes celui-ci avec un fil métallique à anses séparées. L'opération put être faite

sans perte de sang, grâce aux pinces qui furent placées sur les vaisseaux ouverts. Nous obtînmes une réunion immédiate.

Obs. IV. — *Lipome de la région sourcilière. Ablation.* — H..., vingt-
sept ans, porte dans la région sourcilière droite une tumeur du volume
d'un œuf de poule, qu'au premier abord on prend pour un kyste sé-
bacé. Une première incision est pratiquée dans le sourcil même, sur toute
sa longueur ; une seconde est faite obliquement près de l'angle externe
de l'œil. Une fois arrivés sur la tumeur, nous reconnaissons que nous
avons affaire à un lipome profond qui s'était creusé une loge dans le
périoste et qui se trouvait au-dessous des muscles frontal et orbiculaire : nous dûmes le sectionner. L'application de deux pinces hémostatiques, dans le cours de l'opération, et d'un bandage compressif,
après la suture, suffit pour s'opposer à toute hémorrhagie. Réunion
immédiate (Saint-Antoine, 14 septembre 1872).

Obs. V. — *Kyste de la paupière supérieure.* — M... âgé de trente ans,
entre à Saint-Antoine, le 16 novembre 1872 ; il porte à la paupière
supérieure droite un kyste mou, fluctuant, faisant une saillie considérable. La tumeur étant située sous le muscle orbiculaire, il faut
l'inciser pour pouvoir l'énucléer. Cette incision est faite parallèlement
aux fibres musculaires. La tumeur est énucléée facilement. Trois pinces
hémostatiques laissées pendant une heure ont suffi pour empêcher toute
hémorrhagie. Le malade est sorti quelques jours après.

Obs. VI. — *Cancroïde du nez. Ablation. Autoplastie.* — H..., soixante-
dix ans, porte depuis huit ans sur le nez un cancroïde qui a débuté
par un bouton verruqueux ressemblant à une pustule d'ecthyma et qui
occupe aujourd'hui l'organe en entier. Au toucher on constate des
adhérences avec le périoste.

Pour éviter la récidive, nous enlevons l'os tout entier. Trois pinces
hémostatiques laissées pendant trois heures suffisent pour arrêter l'hémorrhagie.

Il reste une vaste perte de substance à combler et une fistule aé-
rienne à fermer. A l'aide d'un débridement sur chaque joue, nous
obtenons deux lambeaux latéraux épais que nous rapprochons sur la
ligne médiane. Le malade ne perdit pas de sang, mais l'organe recons-
titué n'eut pas la régularité désirable, ce qu'il faut attribuer sans
doute au peu de vitalité des lambeaux résultant de l'âge avancé du
malade (Saint-Louis, 5 juillet 1873).

Obs. VII. — *Épithélioma de la racine du nez.* — P..., soixante-dix ans,
porte à la racine du nez une tumeur épithéliale récidivée qui a déjà
atteint l'os du nez. Nous enlevons largement cette tumeur à l'aide du
bistouri ; nous enlevons également le périoste. Le bord inférieur de
l'incision est ensuite réuni au bord supérieur. Grâce à l'emploi du
pincement préventif et temporaire, cette opération a pu être faite sans
écoulement de sang. Réunion par première intention ; le malade sort

de l'hôpital dix jours après l'opération (Saint-Louis, 1ᵉʳ février 1873).

Obs. VIII. — *Epithélioma de la racine du nez. Ablation.* — N..., âgé de soixante-onze ans, entre à l'hôpital Saint-Louis, le 7 juin 1873. Il porte un épithélioma à la racine du nez. Pincement préventif avec deux pinces, incision avec le bistouri, application de trois pinces laissées pendant quatre heures, pas d'hémorrhagie. Les suites de l'opération sont des plus simples (Saint-Louis, 7 juin 1873).

Obs. IX. — *Cancroïde du nez. Ablation complète du nez. Prothèse. Guérison.* — La femme A..., soixante-cinq ans, entre à l'hôpital Saint-Louis, le 6 septembre 1873, pour se faire opérer d'un énorme cancroïde qui envahit le nez dans sa presque totalité. Nous pratiquons l'ablation complète de l'organe après avoir eu recours au pincement préventif. Vu l'âge avancé de la malade, nous ne jugeons pas opportun de combler la perte de substance ; nous laissons à demeure six pinces destinées à assurer l'hémostasie définitive et nous lui conseillons, une fois guérie, l'usage d'un appareil prothétique.

Nous avons depuis revu plusieurs fois cette malade. Elle paraît très-bien guérie et l'appareil prothétique qu'elle porte cache très-bien sa difformité.

Obs. X. — *Cancroïde de la lèvre inférieure.* — B..., quatre-vingt-deux ans, porte un cancroïde à la lèvre inférieure. Le 5 octobre 1872, après avoir appliqué deux pinces de chaque côté sur la lèvre (hémostasie préventive), nous faisons une incision en V, qui circonscrit le mal. La tumeur est enlevée ainsi sans que le malade perde une goutte de sang. La suture est pratiquée à l'aide de deux épingles, il sort guéri le 14 octobre (Saint-Antoine, octobre 1872).

Obs. XI. — *Cancroïde de la lèvre.* — E..., homme âgé, porte à la lèvre supérieure une tumeur cornée qu'on reconnaît facilement pour un cancroïde. Cette tumeur est opérée par le même procédé que dans la précédente observation. Les suites sont aussi satisfaisantes (15 mars 1872).

Obs. XII. — *Cancroïde de la lèvre supérieure.* — Un malade âgé de soixante-huit ans, également atteint d'un cancroïde à la lèvre inférieure, est opéré par le même procédé et avec le même succès (Saint-Louis, 5 juillet 1873).

Obs. XIII et XIV. — *Cancroide de la lèvre inférieure.* — Le 15 novembre 1873, à Saint-Louis, nous opérons deux personnes âgées atteintes de cancroïdes labiaux ; hémostasie préventive avec deux pinces, large excision en forme de V, rapprochement avec des épingles par la suture entortillée, réunion par première intention.

Obs. XV. — *Cancer des fumeurs.* — M..., soixante-treize ans, grand fumeur de pipe est atteint d'un cancroïde labial qui commence à envahir les vaisseaux lymphatiques de la région ; large excision, réunion des lèvres de la plaie et de la muqueuse à la peau par des épingles très-rapprochées. Même procédé d'hémostasie préventive et temporaire. Réunion immédiate (Saint-Louis, 30 août 1873).

Obs. XVI. — *Cancroïde labial.* — Un homme âgé de soixante-dix ans entre, le 5 octobre 1873, à l'hôpital Saint-Antoine, portant à la lèvre inférieure une ulcération à bords saillants et taillés à pic, indurée par places, molle dans d'autres, qui au premier abord pourrait être prise pour un chancre ; mais l'âge avancé du malade et un examen attentif permettent de reconnaître que l'on a affaire à un cancroïde. Les ganglions sont encore intacts, ce qui n'empêche pas que nous enlevions les parties saines autour du mal dont nous dépassons les limites d'un centimètre environ. Même procédé opératoire, même moyen d'hémostasie préventive et temporaire, même suture, réunion par première intention (Saint-Antoine, octobre 1872).

Obs. XVII. — *Cancroïde de la lèvre. Ablation.* — M..., soixante-huit ans, entre, le 10 novembre 1873, à Saint-Louis ; il est opéré le 15 par le même procédé. Sort de l'hôpital le lendemain 16.

Obs. XVIII. — *Cancroïde labial. Ablation.* —B..., soixante-trois ans, entre, le 3 décembre 1873, à Saint-Louis ; il est atteint d'un cancroïde de la lèvre supérieure. Opéré le 13 décembre, il sort guéri le 31.

Obs. XIX. — *Cancer des lèvres (cancroïdes des fumeurs). Opération.* — L'amiral L..., soixante-dix ans, est opéré par nous avec l'assistance de MM. les docteurs Ricord, Calvo, A. Brochin et Poyet, le 3 janvier 1876, chez les frères Saint-Jean de Dieu. Marin depuis l'âge de douze ans, M. L... a toujours été grand fumeur ; il présente d'ailleurs dans la bouche le psoriasis blanc des fumeurs. Il est atteint d'un cancer qui occupe toute la lèvre supérieure jusqu'au voisinage des narines, du côté de la peau jusqu'au cul-de-sac labial et du côté de la muqueuse jusqu'au fond du sillon vestibulaire de la bouche. Ce cancer date d'un an ; il a eu pour point départ le bord libre de la lèvre supérieure. La tumeur est actuellement ulcérée, violacée, saignante, ichoreuse et exhale une odeur caractéristique ; les bords sont indurés.

Nous l'excisons largement ; la lèvre supérieure est enlevée en totalité. Pour combler la perte de substance qui en résulte, nous faisons une incision partant de chaque commissure et qui coupe de chaque côté la joue tranversalement sur une largeur de 4 à 5 centimètres. Ces incisions transversales sont dirigées un peu en bas. Au-dessus d'elles, les joues deviennent mobiles et peuvent être rapprochées au-dessous du nez, jusqu'à la ligne médiane, mais non sans résistance. Pour cette raison, au-dessous des narines, des incisions transversales parallèles aux précédentes sont faites de dedans en dehors de la plaie, à travers les joues, sur une longueur de 3 centimètres. Il résulte de ces débridements un double lambeau, représentant de chaque côté l'étoffe nécessaire pour reconstituer la lèvre supérieure. Ces deux lambeaux sont rapprochés sur la ligne médiane et suturés, à la partie inférieure, avec trois épingles ; en haut ils sont suturés au pourtour des narines et en dehors des ailes du nez avec quatre ou cinq fils métalliques.

Une fois la lèvre reconstituée et les plaies transversales supérieures suturées, il restait à fermer les plaies transversales inférieures, tout en agrandissant la bouche : dans ce but les extrémités de la lèvre inférieure qui s'étaient trouvées détachées furent réunies à une certaine distance de la commissure, la peau adossée à la muqueuse, le tout à l'aide de sutures à anses métalliques.

L'opération et les sutures avaient pu être faites sans perte de sang grâce aux pinces hémostatiques. Cependant, quand toutes les plaies furent fermées, l'artère faciale gauche donna sur la muqueuse de la joue une petite hémorrhagie qui fut facilement arrêtée à l'aide d'une épingle passée au-dessous d'elle et maintenue par la suture entortillée. Cette épingle à acupressure fut retirée au bout de six heures.

Réunion par première intention. Cinq jours après, léger érysipèle qui reste limité au côté gauche de la face et qui guérit promptement. Le 19 janvier, c'est-à-dire seize jours après l'opération, l'amiral L... est complétement guéri ; quatre mois après il succomba malheureusement à une pleurésie purulente.

OBS. XX. — *Tumeur papillaire de la commissure droite des lèvres.* — M... entre à Saint-Louis, le 11 octobre 1873, portant au niveau de la commissure droite des lèvres et sur la face interne de la joue du même côté une tumeur présentant tous les caractères des papillomes. Cette tumeur est sessile dans toute son étendue ; au niveau des points où elle est exposée à l'air, elle est recouverte de croûtes formées par des mucosités qui se concrètent. Elle offre la forme d'une crête de coq. Au-dessous de la tumeur, la muqueuse et les tissus sous-jacents ont conservé leur souplesse normale. Dans la crainte que l'application d'un caustique ne suffise pas pour empêcher la récidive, nous enlevons largement la tumeur à l'aide du bistouri, après avoir tamponné l'arrière-bouche comme nous le faisons habituellement, et après avoir saisi les deux faces de la joue entre les mors de deux pinces hémostatiques. Plusieurs pinces sont en outre appliquées directement sur les vaisseaux divisés pendant l'opération. Elles y sont laissées après pendant quelques heures. Le malade guérit rapidement et sort peu de jours après de l'hôpital (Le moule est dans notre musée de Saint-Louis).

OBS. XXI. — *Bec-de-lièvre double.* — Le 24 mai 1873, à Saint-Louis, nous est amené un enfant de dix-sept mois, robuste, bien portant, atteint d'un bec-de-lièvre double, avec présence d'un lobule médian composé d'une partie molle et d'une partie osseuse ; cette dernière, constituée par l'os incisif, est suspendue à la sous-cloison. L'enfant ayant été endormi par le bichlorure de méthylène que nous expérimentions à cette époque, nous avivons de chaque côté, puis nous excisons le tubercule et de la muqueuse qui est au-dessous nous faisons une sous-cloison.

Le grand écartement qui résulte de l'excision du tubercule rend la
réunion un peu difficile ; cependant, grâce à nos pinces qui, dans ce
cas, nous servent à la fois de moyen hémostatique et d'écarteurs,
nous arrivons à rapprocher les deux bords de la plaie. Deux jours
après nous enlevons les épingles et les remplaçons par des fils collodionnés qui servent à maintenir rapprochés les bords de la plaie. Réunion par première intention.

Obs. XXII. — *Bec-de-lièvre unilatéral, complet. Opération.* — M. M...
(de Clermont-Ferrant), vingt-trois ans, robuste et bien portant, entre dans
les premiers jours de décembre 1875, chez les frères de la rue Oudinot
pour se faire opérer d'un bec-de-lièvre congénital, unilatéral gauche,
complet. Il existe un grand écartement au niveau de la fente labio-
palatine gauche. Le maxillaire supérieur droit est muni de sa cloison,
la portion de la lèvre correspondante est repoussée en avant par rapport à la moitié gauche de la lèvre supérieure et du maxillaire supérieur gauche. Il en résulte une difformité plus grande encore de ce côté
de la face qui paraît comme atrophié. L'aile du nez, étalée, était également entraînée très-loin de ce côté, ce qui ajoutait encore à la difformité, les incisives droites étaient projetées en avant et faisaient
saillie, au niveau de l'hiatus, sur toutes les incisives gauches. Il fallut
extraire ces dernières pour que les bords de la lèvre avivée pussent
être rapprochés assez pour être mis en contact; cet avivement fut pratiqué en laissant un petit tubercule sur le côté droit et en faisant une
perte de substance correspondante du côté opposé. Un débridement
transversal fut fait sur la joue au niveau de chacune des narines, un
autre sur la joue de chaque côté pour permettre le rapprochement.
Une grande aiguille à tête de verre est passée à la partie supérieure et
de petites épingles sur les autres parties. La réunion est obtenue par
première intention. Après cinq jours les épingles sont retirées et remplacées par des bandelettes collodionnées.

Obs. XXIII. — *Bec-de-lièvre simple, unilatéral.* — Le 14 juin 1873,
à l'hôpital Saint-Louis, un enfant de deux mois nous est amené qui est
atteint d'un bec-de-lièvre simple unilatéral. Nous l'opérons suivant le
procédé de Nélaton, mais en obtenant à l'aide de nos pinces une hémostasie préventive et temporaire qui nous permet d'achever l'opération sans faire perdre de sang à l'enfant. Réunion immédiate.

Obs. XXIV. — *Bec-de-lièvre congénital.* — Une petite fille de huit
mois nous est amenée à Saint-Louis, le 1er février 1873; elle est atteinte
d'un bec-de-lièvre simple, unilatéral que nous opérons avec succès
d'après le procédé que nous avons décrit.

Obs. XXV. — *Lipome de la joue.* — Une jeune fille de vingt ans
porte depuis l'enfance sur la joue gauche une tumeur sans coloration
spéciale, se confondant avec les tissus voisins, s'étendant en avant jusqu'au sillon naso-jugal, en arrière jusqu'au bord postérieur du mas-

séter, en haut jusqu'au canal de Sténon, donnant lieu, dans la bouche, à une saillie diffuse, sans limites précises; cette tumeur est d'une consistance graisseuse, indolente au toucher. L'opération est pratiquée à Saint-Louis, le 9 août 1873. Nous agissons autant que possible par l'intérieur de la bouche; cependant nous sommes obligés de faire une incision transversale qui prolonge la commissure. La tumeur est enlevée sans que nous ayons lésé le nerf facial. Nos pinces nous permettent d'achever l'opération sans écoulement de sang. Réunion par première intention; guérison rapide.

Obs. XXVI. — *Tumeur érectile de la joue.* — Un enfant de quatre ans nous est présenté à Saint-Louis, le 18 août 1873, pour être opéré d'une tumeur érectile de la joue gauche. Celle-ci est prise entre les deux branches d'une pince en T, construite suivant nos indications par Guéride, dont une branche est appliquée sur sa face interne et l'autre sur sa face externe. La circulation étant arrêtée dans la tumeur, nous y pratiquons une injection de perchlorure de fer. Guérison rapide après suppuration.

Obs. XXVII. — *Tumeur érectile de la joue.* — Un petit enfant de deux ans porte à la joue gauche une petite tumeur érectile artério-veineuse que nous opérons le 13 juillet 1873, à Saint-Louis, à l'aide de nos pinces hémostatiques spéciales. Le résultat fut aussi satisfaisant.

Obs. XXVIII. — *Sarcome encéphaloïde de la joue.* —G..., soixante-trois ans, entre à Saint-Louis, le 8 avril 1873; il est atteint d'un sarcome encéphaloïde sous-cutané de la joue droite que nous opérons le 12 avril, suivant le procédé indiqué plus haut. Il sort guéri le 1er mai.

Obs. XXIX. — *Tumeur de l'orbite. Sarcome de la glande lacrymale droite.* — C..., soixante-cinq ans, alcoolique, entre à Saint-Louis, le 26 décembre 1873; nous constatons chez lui de l'exophthalmie et une petite saillie au côté externe de l'orbite. MM. Gillette et Urdy constatent, à l'ophthalmoscope une atrophie de la rétine : il n'y a rien dans le globe de l'œil. Nous pensons avoir affaire à une tumeur fibro-plastique ou mélanitique adhérente au globe de l'œil. C'est ce qui nous décide à pratiquer l'énucléation de ce dernier.

Agrandissement de la fente palpébrale, section du cul-de-sac conjonctival du côté de la paroi externe de l'orbite, section du muscle releveur de la paupière supérieure, énucléation du périoste; excision avec les ciseaux de toutes les parties molles de l'orbite qui recouvrent la tumeur. Nous constatons que celle-ci est constituée en grande partie par du tissu fibroïde, qu'elle envoie des prolongements de divers côtés et qu'elle se confond avec le périoste. Nous procédons alors à l'énucléation complète du globe oculaire et des tissus intra-orbitaires en passant entre l'os et le périoste. C'étaient les parois interne et inférieure qui avaient été le plus complétement envahies par la tumeur, la partie supérieure n'étant pas en contact avec elle. L'examen histologique permit de reconnaître que nous avions affaire à un sarcome de la glande lacrymale droite.

Huit pinces hémostatiques furent appliquées dans le cours de l'opération sur les branches de l'ophthalmique ; l'ablation achevée, nous les retirâmes, bien que le tronc principal de l'ophthalmique, qui n'avait subi qu'un léger pincement, saignât encore ; nous étions convaincus que la compression suffirait pour amener l'hémostase définitive ; c'est, en effet, ce qui eut lieu, le sang s'arrêta et à aucun moment de la journée on ne constata la moindre hémorrhagie. Mais, pendant la nuit qui suivit, le malade très-indocile, très-agité, arracha une première fois son pansement ; peu de temps après une nouvelle hémorrhagie se produisit qui fut facilement arrêtée par l'application d'un nouveau bandage compressif ; le malade arracha de nouveau ce pansement et il eut de nouveau une hémorrhagie abondante qui l'épuisa et à laquelle il succomba. Sur une vingtaine d'ablations de tumeurs de l'orbite, c'est heureusement le seul cas de ce genre que nous ayons à enregistrer.

Obs. XXX.— *Tumeur fibro-plastique du globe oculaire. Enucléation de l'œil.* — Un petit enfant nous est amené à Saint-Louis, le 7 juin 1873 ; il est atteint d'une tumeur fibro-plastique de l'œil droit qui nécessite l'énucléation complète du globe oculaire. Grâce aux pinces, l'opération put être faite sans écoulement de sang. Ces pinces furent laissées pendant deux heures après l'opération. L'enfant guérit très-rapidement.

Obs. XXXI.—*Tumeur fibro-plastique du maxillaire supérieur gauche. Résection de cet os.* — M..., soixante-huit ans, porte depuis vingt ans au niveau du maxillaire supérieur gauche, une tumeur qui se propage aux parois supérieure et interne de l'orbite, à la lame criblée de l'éthmoïde et à la voûte palatine. Peu apparente à l'extérieur, cette tumeur fait dans l'arrière-bouche, du côté gauche, une saillie considérable.

Ce malade est opéré, le 3 décembre 1875, chez les frères Saint-Jean de Dieu. Nous faisons une incision qui, coupant la lèvre supérieure en deux moitiés sur la ligne médiane, contourne l'aile du nez du côté gauche et se prolonge le long de la cloison, de façon à ce que la lèvre supérieure de ce côté puisse être complétement relevée. Quatre pinces hémostatiques suffisent pour arrêter l'hémorrhagie résultant de cette incision ; des éponges passées rapidement dans la bouche empêchent le sang d'y séjourner ; deux éponges montées sur de fortes pinces et placées de chaque côté dans le sillon vestibulaire servent à empêcher le sang de tomber dans les voies aériennes. A l'aide du bistouri, de fortes pinces de Liston, de nos cisailles et de la gouge, successivement mis en usage, nous parvenons à réséquer complétement la mâchoire : huit à dix pinces hémostatiques sont appliquées sur les vaisseaux divisés dans le cours de l'opération. Toutes ces pinces sont ensuite retirées : l'hémostasie temporaire ayant suffi pour arrêter l'hémorrhagie, la plaie est fermée par quatre points de suture ; quatre jours après, réunion par première intention ; il n'y a eu aucune hémorrhagie consécutive. Le malade sort guéri quinze jours après l'opération.

Obs. XXXII.— *Tumeur fibro-plastique du sinus maxillaire.*—H..., quarante-cinq ans, entre à l'hôpital Saint-Antoine, dans les premiers jours de septembre 1872. Il présente sur la joue gauche un gonflement considérable ; dans la fosse canine du même côté, se trouve une saillie ; la déformation s'étend aussi du côté du voile du palais ; sur l'arcade alvéolo-dentaire on aperçoit une masse fibroplastique considérable ; les dents à ce niveau sont déplacées, mobiles ; une tumeur volumineuse s'étend de même sur le sillon naso-jugal. La maladie a commencé il y a un an. Pas de ganglions sous-maxillaires ou parotidiens. La tumeur s'étend loin sous la joue qui est gonflée et sous la paupière elle-même qui est tuméfiée.

Nous pratiquons l'ablation, le 21 septembre. L'opération préliminaire est pratiquée comme nous l'avons indiqué plus haut. Le maxillaire supérieur est réséqué à l'aide des grandes cisailles que nous avons fait construire il y a vingt ans dans ce but par M. Mathieu. Une hémorrhagie causée par la section de l'artère sphéno-palatine est facilement arrêtée à l'aide de deux pinces. Une vingtaine de pinces sont appliquées dans le cours de l'opération. Pas d'hémorrhagie secondaire : réunion par première intention. Guérison complète après quatorze jours. Difformité peu appréciable.

Obs. XXXIII. — *Épithélioma du sinus maxillaire. Ablation.* — G..., quarante-sept ans, entre, le 12 octobre 1872, à l'hôpital Saint-Antoine. Il est atteint d'une tumeur épithéliale qui a pris naissance sur les parois du sinus maxillaire. Nous en pratiquons l'ablation, le 26 octobre.

Le malade étant endormi, nous faisons une incision dans l'angle naso-jugal du côté gauche qui se prolonge, en haut, le long du rebord orbitaire supérieur, en bas dans le sillon naso-labial, en contournant l'aile du nez jusqu'à la cloison d'où elle se dirige directement en bas, en séparant la lèvre en deux. Nous disséquons ainsi un vaste lambeau que nous rabattons sur la joue. Des pinces hémostatiques sont appliquées au fur et à mesure que les vaisseaux sont ouverts. Nous ouvrons ainsi une voie suffisamment large pour nous permettre de réséquer toutes les parties du maxillaire supérieur qui nous paraissent atteintes ou seulement menacées par le mal. Un grand nombre de pinces sont placées dans la plaie pour assurer l'hémostase temporaire. Toutes ces pinces peuvent être ensuite retirées sans danger, l'hémostasie temporaire ayant suffi ; la plaie est réunie dans toute son étendue, pas d'hémorrhagie consécutive, le malade sort complétement rétabli le 24 novembre 1872.

Mais la récidive ayant apparu peu de temps après, l'application de quelques flèches caustiques suffit pour détruire les parties suspectes. Un an après, le 14 octobre 1873, nous revoyons ce malade à l'hôpital Saint-Louis. La récidive s'est faite du côté du plancher de l'orbite. Nous enlevons l'orbite et les parties molles qu'il contient. Cette fois encore, le malade supporte très-bien l'opération, et les suites furent des plus simples.

OBS. XXXIV. — *Lupus de la face en voie de guérison. Réparations auto-plastiques. Blépharoplastie.* — La femme T... est défigurée par un lupus scrofuleux. A l'aide d'un lambeau emprunté sur la joue nous reconstituons une paupière inférieure, nos pinces nous servent non-seulement pour empêcher tout écoulement de sang, mais aussi pour attirer et rapprocher les lambeaux. Les résultats de l'opération sont aussi satisfaisants que possible. Notre intention est de pratiquer ulté-rieurement une opération analogue pour le nez qui est en grande partie détruit par le lupus (Saint-Louis, 4 avril 1873).

OBS. XXXV. — *Tumeur fibro-plastique de la région massétérine.* — M..., chauffeur, âgé de soixante-treize ans, porte sur la joue gauche une tumeur dont le point d'implantation est dans la région massété-rine. Pour l'enlever il suffit d'agrandir la commissure labiale gauche. Nous reconnaissons une tumeur fibro-plastique. Nous l'enlevons aussi largement que possible suivant le procédé que nous avons indiqué. Réunion par première intention (Saint-Louis, 12 avril 1873).

OBS. XXXVI. — *Ulcération cancroïdale de la région temporale. Abla-tion. Autoplastie.* — X..., ancien cuirassier, porte depuis dix-sept ans dans la région temporale gauche une ulcération de la largeur d'une pièce de deux francs qui a été cautérisée, il y a deux ans, sans succès. Cette ulcération étant de nature cancroïdale, nous nous décidons à enlever largement toutes les parties atteintes et nous comblons la perte de substance par un lambeau autoplastique emprunté à la joue. Grâce à nos pinces, cette opération peut être faite sans le moindre écoule-ment de sang. Le résultat fut aussi satisfaisant que possible (9 mars 1873).

OBS. XXXVII. — *Tumeur érectile de la région temporale.* — H.... entre à Saint-Antoine présentant dans la région temporale gauche une tu-meur érectile qui offre plusieurs noyaux fibro-plastiques. Le 27 octo-bre 1872, nous enlevons largement cette tumeur à l'aide du bistouri et des pinces hémostatiques. Il ne fallut pas moins d'une dizaine de pinces pour arrêter l'hémorrhagie. Ces pinces furent laissées jusqu'au soir. Guérison en seize jours.

OBS. XXXVIII. — *Tumeur fibro-plastique de la région parotidienne.* — La femme D..., quarante-sept ans, domestique, entre le 13 septembre 1872 à l'hôpital Saint-Antoine. Elle présente dans la région paroti-dienne une tumeur qu'on reconnaît facilement pour être fibro-plas-

tique. L'ablation est pratiquée suivant les règles que nous avons posées. Des pinces sont appliquées au fur et à mesure que les vaisseaux
sont ouverts, quelques-unes d'entre elles sont laissées à demeure. Contrairement à la plupart de nos opérés, cette malade fut prise cinq fois,
consécutivement, d'hémorrhagies qui eussent été des plus graves si
chaque fois les internes ne les avaient immédiatement arrêtées à l'aide
de deux ou trois pinces.

En ce moment régnait à Saint-Antoine une épidémie d'érysipèles ;
notre malade fut atteinte de cette maladie à laquelle elle succomba.

OBS. XXXIX. — *Hypertrophie de la glande parotide. Ablation.* — Une
jeune fille de seize ans entre à l'hôpital Saint-Louis, en juin 1873 ; elle
porte dans la région parotidienne du côté gauche une tumeur volumineuse qui n'est autre qu'une hypertrophie de la glande parotide
et dont elle veut être débarrassée. L'opération est pratiquée, le 21 juin
1873, par le procédé auquel nous avons recours dans ces cas. Douze
pinces sont placées, pendant le cours de l'opération, sur les vaisseaux
divisés ; trois sont laissées à demeure jusqu'au soir. Il n'y eut aucune
hémorrhagie. Réunion par première intention ; la malade sort le huitième jour (Saint-Louis, juin 1873).

OBS. XL. — *Tumeur de la parotide.* — H..., jeune fille de dix-
huit ans, entre, le 6 octobre 1873, à Saint-Louis. Elle est atteinte d'une
tumeur parotidienne qui, après avoir été incomplétement enlevée, avait
récidivé deux mois après. Nous pratiquons largement l'ablation de
cette tumeur en nous servant du bistouri et des pinces hémostatiques
comme nous l'avons indiqué plus haut. Cette jeune fille sort de l'hôpital guérie quinze jours après l'opération (Saint-Louis,   octobre 1873).

OBS. XLI. — *Tumeur de la parotide. Ablation.* — M..., trente-
quatre ans, entre à Saint-Louis, le 7 mai 1873, pour une tumeur
parotidienne que nous enlevons le 10 mai d'après le même procédé. Il
sort guéri le 18 mai (Saint-Louis, mai 1873).

OBS. XLII. — *Enchondrome du pavillon de l'oreille.* — La femme
X..., quarante-cinq ans, porte sur le pavillon de l'oreille, au niveau
de la paroi inférieure du conduit auditif externe, une tumeur du volume d'un œuf de poule qui dédouble le lobule et le pavillon. Cette
tumeur augmentant de volume et causant une grande gêne à la malade, nous en pratiquons l'ablation. Le pavillon étant saisi entre deux
pinces de chaque côté de la tumeur (hémostasie préventive), l'opération peut être faite sans écoulement de sang (Saint-Louis, 9 août 1874).

OBS. XLIII.—*Otite interne. Trépanation de l'apophyse mastoïde. Guérison.* — B..., quarante ans, entre à Saint-Louis, le 20 octobre 1873,
souffrant horriblement d'une otite interne purulente. Nous pratiquons
la trépanation de l'apophyse mastoïde suivant le procédé que nous
avons décrit dans le tome III de l'ouvrage de Nélaton. Après avoir fait
à la peau une incision cruciale, nous appliquons quatre pinces hémos-

tatiques qui arrêtent tout écoulement de sang et qui servent en même temps de rétracteurs, ce qui facilite singulièrement la trépanation. Une canule métallique est appliquée dans l'ouverture. Le malade la garde plusieurs semaines, et il sort, le 9 décembre, dans un état aussi satisfaisant que possible (Saint-Louis, 1873).

Obs. XLIV. — *Tumeur de la région sterno-mastoïdienne.* — Une jeune fille de dix-neuf ans porte dans la région sterno-mastoïdienne du côté droit une petite tumeur sous-cutanée, très-douloureuse. Cette tumeur est ancienne et suit une marche chronique. Nous en pratiquons l'ablation, le 16 août 1873, à Saint-Louis, et nous constatons qu'elle contient des matériaux calcaires : trois pinces hémostatiques ont suffi pour empêcher toute hémorrhagie. Guérison rapide.

Obs. XLV. — *Cancroïde gingival. Ablation.* — Au mois de février 1871, je fus appelé avec MM. Nélaton, Barthez et J. Besnier auprès de M. C. de Ch..., 57, boulevard de Strasbourg, âgé de soixante ans, pour pratiquer l'ablation des gencives, du périoste et de la partie antérieure de la branche montante du maxillaire inférieur pour un cancroïde gingival qui avait pris naissance dans les alvéoles des dernières molaires. L'opération fut faite par la bouche, après avoir pris soin de rétracter fortement les lèvres avec l'écarteur de Lüer. Mais, en raison de la profondeur de la région, de la vascularité de la muqueuse, des muscles, du périoste, il fallut enlever une portion importante ; nous eûmes de grandes difficultés ; sans nul doute, le malade fût resté entre nos mains, pendant le cour de l'opération, tant il était faible, épuisé par des hémorrhagies répétées, si nous n'avions pas pris soin, chemin faisant, de pincer successivement les vaisseaux saignants et de placer des éponges sur les côtés de la langue, auprès des piliers du voile du palais. Grâce à ces précautions, les suites immédiates de l'opération furent des plus heureuses. Mais, après une quinzaine de jours, alors que le malade était guéri, un petit séquestre étant devenu mobile et ayant été extrait, un jet de sang provenant de l'artère maxillaire inférieure apparut qui fut aussitôt réprimé avec le perchlorure de fer. Les jours suivants de nouvelles hémorrhagies, partant du même point, furent arrêtées de la même façon. Malheureusement, ces pinces hémostatiques ne pouvaient servir à ce niveau, parce que l'hémorrhagie avait pour point de départ le canal osseux du maxillaire. Nous crûmes un instant que tout danger avait disparu, quand il succomba brusquement à une perte de sang relativement peu importante. Sans nul doute, dans un cas semblable, instruit par l'expérience, nous conseillerions, non pas de chercher directement le bout du vaisseau pour le saisir avec des pinces, comme cela s'est fait, en pareil cas, en notre absence, mais bien de saisir l'artère et tous les tissus qui l'entourent, avant son entrée dans le canal osseux du maxillaire et de laisser ces pinces en place pendant vingt-quatre ou quarante-huit heures.

Obs. LXVI. — *Kyste dentaire. Dent surnuméraire.* — Madame T...,
soixante-trois ans, rue de Bruxelles, 45, présente sur la gencive supérieure, un peu à gauche de la ligne médiane, un orifice formé par
la gencive très-amincie et sur lequel on voit l'extrémité d'une dent
cariée couchée horizontalement sur la face externe de la mâchoire ;
cette dent irrite la muqueuse correspondante de la lèvre supérieure et
cause à cette femme de très-vives douleurs depuis plus de deux ans. Le
volume et la forme de cette dent permettent de reconnaître une canine.
Du côté opposé, à peu près au même niveau, la gencive bleuâtre semble recouvrir un petit kyste qui a été plusieurs fois vidé et même cau-
térisé sans succès. La malade étant endormie, nous pratiquons à ce
niveau une incision cruciale, nous enlevons une lamelle osseuse et,
avec le davier, nous extrayons cette canine couchée en travers. Il a
suffi de deux pinces hémostatiques appliquées sur la gencive pour
empêcher tout écoulement de sang (1875).

Obs. XLVII. — *Épithélioma de la langue. Ablation par l'écraseur. Hémorrhagie immédiate arrêtée par les pinces hémostatiques.* — S..., quarante-huit ans, entre, le 30 novembre 1872, à l'hôpital Saint-Antoine.
Cet homme portait sur le côté droit de la langue près de la base, une
tumeur dure, présentant tous les caractères extérieurs d'un épithélioma ; pas de ganglions. Nous pratiquons l'opération, le 30 novembre
1872. Un fil étant passé dans l'épaisseur de la langue afin de pouvoir
facilement la maintenir et l'attirer le plus possible en dehors, nous pla-
çons près de sa base une chaîne d'écraseur que nous manœuvrons avec
une extrême lenteur. Malgré toutes les précautions prises, une abondante hémorrhagie se produit aussitôt que la partie malade est enlevée ;
six pinces hémostatiques sont placées sur les parties saignantes et laissées à demeure jusqu'au lendemain matin ; pas d'hémorrhagie consécutive. Les suites de l'opération sont des plus simples. Le malade sort
le 16 décembre 1872.

Obs. XLVIII. — *Carcinome de la langue. Ablation.* — M. B..., trente
ans, avenue de Neuilly, 31, porte sur la moitié latérale droite de la
langue, une tumeur qui présente tous les caractères de l'épithélioma.

L'opération est pratiquée, le 25 novembre 1874, en présence de
MM. les docteurs Langlebert père et fils et A. Brochin.

Le malade étant endormi, deux fortes pinces (grand modèle) sont
appliquées, de chaque côté, le plus près possible de la base de la langue ; une troisième sur le frein. L'excision de la tumeur est pratiquée
avec de grands ciseaux courbes. Une douzaine de petites pinces placées
sur les parties saignantes permettent d'enlever les grandes pinces et
sont maintenues en place pendant vingt-quatre heures au moyen d'un
bandage approprié. La nuit suivante une hémorrhagie se produit qui est
facilement arrêtée par l'application de trois nouvelles pinces. Pas d'accidents consécutifs ; guérison rapide. Un an après, récidive dans les

ganglions, les parois de la carotide s'ulcèrent et le malade succombe subitement à une hémorrhagie produite par la perforation de ce vaisseau (1874 et 1875).

OBS. XLIX. — *Tumeur de la langue. Ablation. Guérison.* — M. D... (de Fosses) m'est adressé par le docteur Séailles. Cet homme porte depuis deux ans environ sur l'extrémité antérieure de la langue une tumeur dure, fibroïde, du volume d'une noix, qui est pour lui une cause de grande gêne. L'ablation est pratiquée le 25 septembre 1874.

Deux grandes pinces (grand modèle) sont placées de chaque côté, derrière la tumeur; celle-ci est excisée avec le bistouri et des ciseaux. Deux éponges montées, placées de chaque côté, dans le vestibule de la bouche, empêchent le sang de tomber dans le larynx. De petites pinces sont appliquées à mesure sur les vaisseaux ouverts. L'opération achevée, les grandes seules sont enlevées ; les petites, au nombre de dix, sont maintenues en place jusqu'au lendemain. Pas d'hémorrhagie ; le malade guérit très-promptement. Depuis nous avons eu plusieurs fois des nouvelles de ce malade. Il ne s'est fait aucune récidive.

OBS. L. — *Affection cancroïdale de la langue.* — X... est opéré, le 3 janvier 1874, à Saint-Louis, d'une ulcération sur le plancher de la bouche, au voisinage du frein, offrant tous les caractères de l'épithélioma. Le mal est étendu et s'est déjà propagé au périoste alvéolodentaire ; cependant les ganglions ne sont pas envahis, ce qui nous décide à ne pas enlever entièrement la partie de la mâchoire qui se trouve en contact avec l'épithélioma, mais seulement la table interne et la portion alvéolaire de cet os en laissant le bord inférieur qui permettra encore la mastication. Hémostasie préventive et temporaire avec nos pinces, comme nous l'avons indiqué plus haut, pas d'hémorrhagie. Les suites de l'opération sont des plus simples. Le malade sort de l'hôpital six jours après. Nous ne l'avons pas revu (Saint-Louis, 1874).

OBS. LI. — *Tumeurs du frein de la langue.* — K... entre à l'hôpital Saint-Antoine, le 20 septembre 1872; il porte une petite tumeur papillaire sur le frein de la langue, au voisinage des ranines. Nous enlevons cette tumeur, à l'aide du bistouri; deux pinces hémostatiques, laissées seulement pendant quelques instants, suffisent pour empêcher l'hémorrhagie. Le malade sort guéri quelques jours après (Saint-Antoine, 1872).

OBS. LII. — *Epithélioma des piliers antérieurs du voile du palais.* — Un homme âgé entre à Saint-Antoine, le 2 novembre 1872, présentant sur l'un des piliers antérieurs du voile du palais une petite tumeur dont il est difficile de déterminer à l'avance la nature. Cependant un examen attentif permet de découvrir de petits dépôts blanchâtres d'épithélioma. Cette tumeur est enlevée, le 23 novembre, à l'aide du bistouri boutonné et des pinces hémostatiques. Deux pinces sont appliquées préventivement et permettent d'achever l'opération sans écoulement de sang; aucun accident consécutif. Le malade sort peu de jours après.

Obs. LIII. — *Cysto-sarcôme de la mâchoire inférieure.* — S..., soixante-deux ans, entre à Saint-Louis, le 26 avril 1873 : il porte à la mâchoire inférieure une tumeur que nous reconnaissons être un cysto-sarcôme. Nous pratiquons la résection du maxillaire inférieur, le 26 avril, en nous servant de nos pinces suivant les principes que nous avons posés. Pas d'hémorrhagie, pas d'accidents consécutifs ; le malade sort guéri le 7 mai.

Obs. LIV. — *Blessures multiples graves, fracture comminutive de la mâchoire inférieur. Eextraction d'un grand nombre de séquestres. Guérison.* — En janvier 1869, je fus appelé auprès de M. E..., fabricant de cannes, à Pantin, qui, quelques mois auparavant, avait eu la tête et les deux mains prises sous les roues d'un wagon de chemin de fer. Plusieurs doigts avaient été broyés et s'étaient gangrénés, l'un des yeux contus était cataracté. La mâchoire inférieure était le siége d'une fracture comminutive dont les fragments donnaient lieu à une suppuration qui menaçait l'existence à courte échéance. Le malade était sous l'influence d'une fièvre hectique entretenue par la suppuration des séquestres de la mâchoire inférieure. Il s'agissait de les extraire sans perdre de sang. Dans ce but nous fîmes plusieurs incisions vers le bord inférieur de la mâchoire et nous retirâmes successivement une dizaine de séquestres qui, rapprochés les uns des autres, nour permirent de reconstituer environ les deux tiers de l'ancien maxillaire. Grâce à nos pinces hémostatiques qui nous servirent à la fois à rétracter les lambeaux et à faire de l'hémostase, nous fûmes assez heureux pour terminer chacune de ces opérations rapidement et sans perdre de sang. A partir de cette époque, la santé se rétablit ; une portion de la mâchoire se reproduisit dans une étendue suffisante pour la prothèse et, grâce à une forte indemnité qu'il reçut de la compagnie des chemins de fer de l'Ouest, cet homme put reprendre ses occupations.

Obs. LV. — *Hypertrophie de la luette. Excision.* — Un jeune enfant nous est présenté, le 12 octobre 1872, à Saint-Antoine, chez lequel nous constatons une hypertrophie de la luette qui entraîne une grande gêne, de la toux, des envies de vomir, etc. La luette étant saisie à la partie supérieure entre les mors d'une longue pince hémostatique, nous l'excisons avec des ciseaux sans avoir le moindre écoulement de sang.

Obs. LVI. — *Carcinome du plancher de la bouche.* — X... entre à l'hôpital Saint-Antoine, au commencement de juillet 1872. Il porte sur le plancher de la bouche, dans le voisinage de la langue, une ulcération à bords saillants, indurés, relevés en dehors, à surface irrégulière, anfractueuse, à fond saignant, sécrétant un ichor fétide, présentant, en un mot, tous les caractères d'une affection carcinomateuse. Les limites assez restreintes du mal, l'absence des ganglions, nous décident à opérer, le 13 juillet 1872.

· Le malade étant anesthésié, un fort bouchon est introduit dans l'angle de la mâchoire, de façon à maintenir la bouche ouverte; les lèvres sont fortement écartées au moyen de rétracteurs, la langue est attirée le plus possible au dehors à l'aide d'une pince de Museux. Ceci fait, nous introduisons d'arrière en avant un trocart extrêmement courbe qui nous sert à passer la chaîne d'un écraseur. Malgré la précaution que nous prenons de couper très-lentement avec cet instrument, une hémorrhagie abondante se produit que nous arrêtons aussitôt par l'application de huit pinces hémostatiques et d'une ligature; grâce à ces pinces l'opération peut être terminée sans accidents.

Aucune hémorrhagie ne s'est produite consécutivement; mais à cette époque, régnait à Saint-Antoine une épidémie d'érysipèles. Ce malade en fut atteint bien que légèrement. A la suite de cet érysipèle, il eut un phlegmon diffus auquel il succomba le 27 juillet.

OBS. LVII. — *Tumeur ganglionnaire du cou. Ablation. Arrachement d'une anastomose insolite de la veine jugulaire externe. Hémorrhagie aussitôt arrêtée à l'aide d'une pince.* — D..., valet de chambre, âgé de trente ans, se présente pour une hypertrophie ganglionnaire à forme caséeuse développée au-dessous du bord antérieur du sterno-mastoïdien. Nous pratiquons l'ablation de cette tumeur, à l'hôpital Saint-Antoine, en février 1872. La veine jugulaire externe envoyait une anastomose insolite dans la veine jugulaire interne; l'incision ayant été faite au niveau du bord antérieur du sterno-mastoïdien, cette veine fut arrachée avec le ganglion et donna un jet de sang véritablement effrayant. Une pince d'attente fut aussitôt appliquée sur cette veine et y fut laissée pendant plusieurs heures. Les suites furent des plus simples. Le malade a parfaitement guéri et exerce encore actuellement sa profession.

OBS. LVIII. — *Lipome enkysté de la région cervico-dorsale.* — Le nommé P..., atteint de scoliose, est tombé d'un lieu élevé sur le dos. Depuis ce temps il porte dans la région cervico-dorsale une tumeur sous-cutanée, à plusieurs lobes, adhérente à la peau qui est épaissie par places, mais qui a conservé sa coloration normale, adhérente aussi à la ligne des apophyses épineuses. Leur ponction donne issue à une sérosité sanguinolente dans laquelle se trouve une gelée tremblottante. Nous diagnostiquons un lipome enkysté. Nous en pratiquons l'ablation, le 14 juin 1874; nous faisons une incision cruciale, des pinces hémostatiques sont appliquées au fur et à mesure que les vaisseaux sont ouverts, la tumeur est enlevée sans perdre une cuillerée de sang. La plaie est réunie et le malade sort guéri huit jours après.

OBS. LIX. — *Hypertrophie ganglionnaire généralisée de la partie latérale droite du cou. Ablation. Guérison.* — En novembre 1869, M. L..., étudiant en droit, âgé de dix-huit ans, nous est envoyé par M. Nélaton. Il est atteint d'une hypertrophie ganglionnaire généralisée de la partie latérale droite du cou. Il avait consulté plusieurs chirurgiens dont l'avis était que la multiplication des tumeurs qui occupaient tous les ganglions, depuis la parotide jusqu'au creux sous-claviculaire inclusivement, rendait l'opération impraticable. Ce malade ayant suivi sans succès les traitements médicaux les plus variés et les plus énergiques demandait à être opéré à cause de la difformité extrême, comme l'indique la photographie que nous conservons dans notre collection. Il fut convenu avec M. Nélaton que je ne ferais l'opération qu'en deux ou trois séances et que, pour éviter une perte de sang trop abondante, pour mieux voir et ménager les vaisseaux et les nerfs les plus importants de la région, nous nous servirions de nombreuses pinces hémostatiques. L'opération fut faite chez les frères de Saint-Jean-de-Dieu, en présence de confrères nombreux en deux mois d'intervalle. Dans une première séance, nous fîmes l'ablation d'une quinzaine de ganglions parotidiens, sous-maxillaires ou sous-mastoïdiens. Dans une seconde séance nous extirpâmes ceux qui étaient placés dans les régions sous-hyoïdienne, sous-maxillaire et ceux qui étaient au-dessous de la moitié supérieure du sterno-mastoïdien ; de ce côté nous en trouvâmes encore une quinzaine. Tous ces ganglions avaient le volume d'une noisette à un petit œuf de poule ; ils étaient hypertrophiés avec tendance, par places, à la dégénérescence caséeuse, sans adhérences. Malgré la lenteur de la dissection et de l'énucléation, le malade qui était profondément anémique ne perdit pas de sang grâce à nos pinces hémostatiques qui nous servirent en même temps de rétracteurs. Nous n'eûmes besoin de faire aucune ligature et il suffit de laisser, après chaque séance, dix à douze pinces hémostatiques pendant douze heures. La réunion eut lieu par première intention.

A partir de l'époque où l'opération fut pratiquée, l'état général s'améliora notablement. Quelques années plus tard, ce jeune homme pouvait se marier et il exerce aujourd'hui, dans le Midi, la profession d'avocat avec la plus grande distinction.

Obs. LX. — *Tumeur du sein. Ablation.* — Madame G...., avenue Saint-Louis (la Varenne-Saint-Hilaire), portait depuis plusieurs années une tumeur carcinomateuse du sein droit. Cette tumeur fut opérée, le 11 avril 1869, avec l'aide de MM. les docteurs Piettre et Gaudin. Pendant le cours de l'opération, nous appliquâmes huit pinces hémostatiques sur les vaisseaux divisés. Aucune ligature ne fut faite. Une fois l'opération terminée, nous retirâmes toutes les pinces et nous fîmes un pansement compressif. La malade guérit en vingt jours.

Obs. LXI. — *Tumeur cancéreuse du sein. Ganglions axillaires. Ablation de la tumeur et des ganglions.* — Le 29 novembre 1873, nous opérons à Saint-Louis une femme qui est atteinte d'une tumeur du sein droit. Cette tumeur qui date de plusieurs années a beaucoup grossi depuis cinq mois. La peau est vascularisée à sa surface. Le mamelon

et l'aréole sont indépendants, la tumeur siége dans la partie supérieure
de la région ; elle est volumineuse, dure, adhérente seulement au
toucher. On constate dans l'aisselle la présence de plusieurs ganglions.
Nous enlevons d'abord la tumeur d'après le procédé habituel, les pinces hémostatiques suffisent pour empêcher toute hémorrhagie ; puis
une fois la tumeur enlevée, nous prolongeons notre incision dans
l'aisselle et, à l'aide d'une pince longue et courbe, nous enlevons un
chapelet de ganglions superficiels et profonds. Même procédé opératoire que pour les autres cas, même pansement compressif. Réunion
par première intention. Guérison complète en dix-huit jours.

Obs. LXII. — *Enorme tumeur du sein. Ablation.* — Au mois d'août 1870,
nous opérâmes avec les docteurs Morel, Blavot et Gaudin, une femme
âgée de soixante-sept ans qui portait une tumeur hypertrophique du
sein droit. Cette tumeur, pour laquelle on avait consulté plusieurs confrères, était tellement volumineuse que depuis six mois elle retombait au
devant des cuisses. La malade était obligée de se coucher sur le côté droit
pour ne pas être étouffée par le poids de sa tumeur ; pendant la marche
elle portait un sac à bretelles qui avait été construit par M. Mathieu. Les
veines sous-cutanées étaient très-développées au niveau de la tumeur.
La peau n'était pas adhérente, mais dans le tissu cellulaire sous-cutané
existait un œdème assez prononcé. Au milieu du tissu de consistance
fibroïde dont étaient composés les divers lobes de la tumeur, on sen-
tait des parties fluctuantes correspondant aux cavités kystiques. Nous
ne pûmes entreprendre l'ablation d'une pareille masse sans être muni
de pinces hémostatiques, et, grâce à une trentaine de pinces qui furent
rapidement appliquées pendant le cours de l'opération, celle-ci put
être terminée promptement et sans perte de sang. Nous laissâmes à
l'angle inférieur de la plaie cinq pinces hémostatiques qui furent retirées après vingt-quatre heures ; le reste fut fermé comme à l'ordinaire.
La réunion se fit par première intention. L'année suivante, une récidive
ayant apparu à l'une des extrémités de la plaie, cette nouvelle tumeur fut enlevée et, depuis, nous n'avons plus entendu parler de
récidive.

La première tumeur, dont une portion importante a été déposée au
musée du Val-de-Grâce, pesait dix kilogrammes. Elle était composée,
comme la plupart de ces grosses productions, par du tissu acineux
hypertrophié, mélangé à du tissu fibro-plastique de la variété fibroïde
et à du myxome. Il y avait, en outre, comme dans toutes les tumeurs
de ce genre, de nombreuses cavités kystiques.

Obs. LXIII. — *Carcinome du sein. Ablation.* — Le 9 août 1873, nous
opérons à Saint-Louis une femme âgée, d'une tumeur carcinomateuse
du sein, d'un aspect chagriné de peau d'orange, avec rétraction du
mamelon, adhérente à la peau et aux parties profondes, envoyant des
prolongements étendus.

Nous enlevons largement cette tumeur, en dépassant de tous côtés les limites du mal, et faisant à la peau une large perte de substance que nous comblons ensuite par un lambeau correspondant pris sur la région pectorale. Nous ne réunissons les plaies que dans une partie de leur étendue ; vu l'importance du traumatisme, nous laissons sur les plus gros vaisseaux six pinces hémostatiques qui sont retirées le soir. Pansement à l'alcool, compression. Guérison en un mois.

Obs. LXIV. — *Tumeur fibroïde du sein. Ablation.* — Madame T... se présente chez moi au mois d'octobre 1872, portant au sein droit une tumeur du volume d'un œuf de poule, mobile et offrant tous les caractères d'un adénome. A ce moment l'opération aurait été des plus simples ; cependant elle la refuse et va trouver un autre chirurgien qui lui conseille la compression. Six mois après, en mars 1873, elle revient me trouver ; dans cet espace de temps sa tumeur a plus que doublé de volume ; elle a en outre contracté des adhérences avec le grand pectoral. La malade demande elle-même l'opération qu'elle a refusée il y a six mois. Nous enlevons cette tumeur en prenant les précautions habituelles, dix pinces hémostatiques servent à empêcher l'hémorrhagie ; pour plus de sûreté nous enlevons la totalité du sein, bien que ces sortes de tumeurs aient moins de tendance à récidiver que le carcinome. Pas d'accidents consécutifs ; réunion par première intention. La malade guérit en vingt jours.

Obs. LXV. — *Tumeur adénoïde du sein.* — Une jeune fille de dix-huit ans entre à Saint-Louis, le 2 août 1873. Elle porte au côté externe du sein gauche une petite tumeur dure, bosselée, qui adhère à la glande mammaire elle-même et qui est le point de départ de douleurs névralgiques intolérables. Nous enlevons cette tumeur suivant le même procédé. Pas d'accidents, réunion par première intention, guérison en seize jours.

Obs. LXVI. — *Tumeur du sein. Ablation.* — La femme T... entre à Saint-Louis, le 3 janvier 1873. Elle est atteinte d'une tumeur adénoïde du sein, qui est ulcérée, exhale une odeur gangréneuse et qui, si on l'abandonnait à elle-même, produirait promptement l'infection putride. Aussi n'hésitons-nous pas à l'enlever largement à l'aide du bistouri et des pinces hémostatiques. Pas de ligature, pas d'hémorrhagie. Réunion immédiate dans les quatre cinquièmes de son étendue. Pansement alcoolisé et bandage compressif.

Obs. LXVII. — *Adénome du sein. Ablation.* — Madame G..., trente-cinq ans, d'une bonne constitution, est atteinte dans le sein gauche d'une tumeur située au niveau de la partie supérieure et externe de ce sein, dans le tissu même de la glande mammaire, au-dessous de la couche adipeuse sous-cutanée. Cette tumeur de la grosseur d'une châtaigne, lisse, mobile, semble adhérer aux parties profondes par une sorte de pédicule. Elle offre au toucher la consistance des tumeurs fibreuses. Elle date d'un an, mais depuis un mois surtout elle est le point de départ de douleurs très-vives. Elle offre tous les caractères d'une tumeur adénoïde bénigne.

La malade demande vivement à être débarrassée. Nous en pratiquons l'ablation, le 10 janvier 1876, avec l'aide de MM. les docteurs Grelat, Besançon et A. Brochin. Une incision transversale est faite au niveau de la tumeur, jusque sur son tissu ; la portion de mamelle sur laquelle elle est implantée est également enlevée. Pour éviter la rétention du sang ou du pus dans la plaie, dans le cas où elle viendrait à se produire, l'incision est prolongée sur la partie externe du sein. Le sang de deux artères sous-cutanées est facilement arrêté avec des pinces hémostatiques. La plaie est réunie dans les quatre cinquièmes de son étendue, par cinq points de suture entortillée. Pansement ordinaire. Réunion complète par première intention.

Obs. LXVIII. — *Cancer du sein. Ablation.* — Madame M..., trente-huit ans, est opérée, rue de la Santé, chez les dames Augustines, le 5 janvier 1876, d'un carcinome du sein gauche (squirrhe rameux des anciens). Nous enlevons la tumeur aussi largement que possible, ainsi que les ganglions axillaires. Nous appliquons dans le cours de l'opération douze pinces hémostatiques qui empêchent complétement toute hémorrhagie. Ces pinces sont successivement retirées ; pas de ligatures ; une dizaine de points de suture ferment la plaie dans les quatre cinquièmes de son étendue ; pansement compressif ordinaire ; réunion par première intention.

Obs. LXIX. — *Carcinome du sein. Ablation.* — Madame T..., cinquante ans, constitution lymphatique, porte dans la partie supérieure du sein gauche une tumeur qui soulève la peau et le tissu cellulaire sous-cutané, sans en changer les caractères, et qui forme une saillie cylindrique, allongée dans le sens vertical et se perdant insensiblement sur tout son pourtour avec les parties voisines (*Squirrhe circonscrit lardacé*). Cette tumeur date de quatre mois, elle est le siége d'élancements douloureux ; dans l'aisselle on sent deux ganglions volumineux.

Le 12 janvier 1876, chez les sœurs Augustines, nous pratiquons l'ablation de cette tumeur et des ganglions par notre procédé habituel. Quatorze pinces hémostatiques sont appliquées dans le cours de l'opération sur les vaisseaux divisés. Toutes ces pinces peuvent être retirées ; suture de la plaie dans les quatre cinquièmes de son étendue ; pansement alcoolisé, bandage compressif ; réunion par première intention.

Obs. LXX. — *Tumeur ganglionnaire de la région axillaire se prolongeant dans le sein.* — Une femme de soixante-trois ans entre à Saint-Louis, en septembre 1873 ; elle porte à la partie externe du sein gauche une tumeur qui se prolonge dans l'aisselle, adhérente à la peau, présentant tous les caractères des tumeurs ganglionnaires.

Une incision est pratiquée dans l'aisselle ; nous la prolongeons jusque sur le côté externe du sein pour énucléer plus facilement la tumeur. Des pinces hémostatiques sont aussitôt placées sur les vaisseaux ouverts; suture de la plaie dans les quatre cinquièmes de son étendue; mèche alcoolisée; compresses. La malade sort guérie trois semaines après.

Nous nous contenterons de mentionner les faits suivants, sans entrer dans les détails de l'observation, puisque, dans chacun de ces cas, le procédé opératoire a toujours été le même.

Obs. LXXI. — N..:, cinquante-deux ans, entrée à Saint-Louis, le 28 avril, est opérée d'une tumeur carcinomateuse du sein le 3 mai et sort guérie le 11 juin.

Obs. LXXII. — O..., soixante ans, entre, le 27 septembre 1873, à Saint-Louis, pour y être opérée d'un carcinome du sein. Elle sort guérie le 20 octobre.

Obs. LXXIII. — L..., quarante ans, atteinte d'un carcinome du sein, entre à Saint-Louis, le 31 décembre 1873. Elle est opérée le 3 janvier et meurt d'érysipèle le 20.

Obs. LXXIV. — H... est opérée, le 15 mars 1872, à Saint-Antoine, d'une tumeur sarcomateuse des ganglions de l'aisselle. Vu l'importance de la région, trois pinces hémostatiques nous rendent dans ce cas les plus grands services et nous permettent d'achever l'opération sans faire perdre à la malade une goutte de sang. Trois pinces sont laissées jusqu'au soir sur les plus gros vaisseaux.

Obs. LXXV. — *Tumeur ganglionnaire de l'aisselle.* — La femme D..., quarante-six ans, très-grasse, entre à Saint-Louis, en juin 1873. Elle porte depuis quatre mois et demi dans l'aisselle droite une tumeur solide, mobile, à peu près indolente, du volume du poing d'un adulte. Cette tumeur paraît seulement en rapport avec les côtes et les muscles intercostaux. On peut se demander si elle ne remonte pas jusque dans le sein du côté correspondant. Elle ne descend pas très-bas. Elle offre la consistance des tumeurs fibreuses. Son grand volume, sa marche rapide, font songer à une tumeur de mauvaise nature ou tout au moins à une tumeur fibro-plastique.

L'opération, pratiquée le 21 juin 1873, montre que la tumeur affecte de nombreuses adhérences avec le muscle dorsal; plusieurs ganglions de la région sont envahis. La tumeur, en outre, envoie de nombreux prolongements dans les parties environnantes.

Une douzaine de pinces sont appliquées sur les vaisseaux ouverts. Il n'y a pas la moindre hémorrhagie; la cicatrisation se fait rapidement et la malade sort guérie trois semaines après l'opération.

Obs. LXXVI. — *Tumeur fibro-graisseuse du dos.* — La femme N..., âgée de plus de soixante ans, entre à l'hôpital Saint-Louis, en juin 1873, présentant dans la région dorsale une tumeur adhérente à la peau qui est très-vascularisée et même ulcérée dans un point. Mais cette ulcération ne présente que des caractères négatifs. Il s'agit d'une tumeur fibro-graisseuse. L'ablation en est pratiquée le 21 juin 1873. Douze pinces, sont appliquées pendant le cours de l'opération pour assurer l'hémostasie temporaire et définitive. L'opération est achevée sans que le malade ait perdu de sang. Réunion par première intention.

Obs. LXXVII.— *Étranglement interne. Entérotomie.* — Dans le mois de janvier 1869, je fus appelé, pour opérer avec MM. Nélaton, Vieillard et Mouton, M. L..., âgé de dix-neuf ans, demeurant boulevard Richard-le-Noir, et qui depuis six jours présentait tous les symptômes d'un étranglement interne. Bien que le malade eût été épuisé par une péritonite grave qu'il avait eue les années précédentes et par les vomissements bilieux et fécaloïdes qu'il avait eus les derniers jours, il fut convenu que je ferais l'entérotomie dans la fosse iliaque droite, par le procédé de Nélaton. Grâce aux pinces hémostatiques, nous arrivâmes rapidement sur le péritoine sans perdre de sang; une fois celui-ci ouvert, nous vîmes que les anses intestinales correspondant à la terminaison de l'intestin grêle étaient dilatées, mais qu'elles étaient très-vascularisées et reliées entre elles par d'anciennes adhérences. Il était aisé de reconnaître que ces adhérences étaient la cause de la paralysie et de l'obstruction intestinales et qu'elles reliaient entre elles la plupart des anses de l'intestin grêle. Néanmoins, nous choisîmes une anse des plus dilatées ; nous la fixâmes à l'ouverture des parois et nous la suturâmes suivant les règles tracées par Nélaton. Trois pinces hémostatiques qui avaient été laissées en place sur les vaisseaux des parois furent retirées après six heures. Pendant les jours qui suivirent, la santé parut se rétablir ; mais, vers le septième jour, sous l'influence d'un état diarrhéique qui s'établit, l'affaiblissement reparut et le malade ne tarda pas à succomber.

Obs. LXXVIII. — *Obstruction intestinale. Entérotomie.* — En février 1869, je fus appelé, avenue d'Italie, avec les Drs Roussin et De la Rosa (de Séville), auprès d'une malade âgée de cinquante-cinq ans, ancienne infirmière de l'Hôtel-Dieu, qui était atteinte d'un étranglement interne datant de trois jours. Les symptômes d'obstruction intestinale étaient menaçants, les vomissements étaient devenus fécaloïdes, les extrémités étaient refroidies, le ventre était considérablement ballonné et très-douloureux. La malade était chargée d'embonpoint, ce qui rendait l'entérotomie très-difficile. En présence des accidents inquiétants que nous constatons, il fut décidé que l'incision serait faite sur la ligne blanche du pubis à l'ombilic et que nous chercherions, en introduisant la main dans la cavité abdominale et en la portant dans la direction de l'intestin grêle, à faire disparaître l'obstruction au cours des

matières. L'incision des parois fut faite sans perte de sang, grâce à nos
pinces hémostatiqnes. Mais dès qu'elle fut terminée le paquet intestinal
distendu par les gaz et les liquides, tendit à faire irruption au dehors
et il ne fallut rien moins que l'habileté des confrères qui m'assistaient
pour en empêcher l'issue. En même temps, j'introduisis la main dans la
cavité abdominale, et je cherchai à reconnaître s'il était possible de
découvrir l'obstacle au passage des matières fécales ; j'attirai successivement les anses dilatées qui correspondaient à la fin de l'intestin
grêle avec toutes les précautions désirables ; mais, malgré toute m^{o}n
attention, je ne pus savoir si j'avais levé l'obstacle. Fallait-il alors suturer le ventre et attendre le résultat des manœuvres que nous avions
faites ou bien, dans la crainte que l'obstacle n'eût pas été levé, n'était-il
pas plus prudent d'attirer le bout de l'intestin grêle dilaté à l'angle
inférieur de la plaie, de l'y suturer et de l'ouvrir en ce point pour établir
un anus contre nature que nous ferions ensuite disparaître si le cours
des matières fécales se rétablissait par les voies naturelles ? Cette dernière opinion prévalut et fut mise à exécution. Nous retirâmes ensuite
les pinces et nous suturâmes comme à l'ordinaire toute la partie supérieure de la plaie à l'aide d'anses métalliques.

Les suites immédiates de l'opération furent des plus heureuses ;
dès le jour même les matières sortirent à la fois par l'anus artificiel et
par l'anus normal. L'état général se releva, une douce moiteur apparut, le facies prit un bon aspect, le pouls ne dépassa pas 100 pul-
sations, et la température 38°. Comme pansement, compresses d'eau
glacée. Dès le huitième jour, les points de suture furent remplacés
par des fils collodionnés ; la malade n'eut aucun accident et nous la
croyions guérie quand, sous l'influence d'un refroidissement, elle contracta une pneumonie double. Grâce aux soins éclairés du docteur
Roussin et à un traitement énergique, la pneumonie entrait en voie de
résolution rapide, quand, après quelques jours, sous l'influence des
efforts répétés d'expiration, de la densité des crachats et de l'obstruction des bronches, la mort eut lieu par asphyxie.

Obs. LXXIX. — *Tumeur du testicule. Castration.* — P..., trente-neuf
ans, entre à l'hôpital Saint-Louis, le 3 septembre 1873. Il porte dans le
scrotum du côté droit une tumeur qui depuis trois mois s'est rapidement développée, qui est très-volumineuse, qui paraît solide et siége
dans l'épidydime. Le malade nie énergiquement tout antécédent syphi-
litique. L'état général est atteint. Une intervention prompte et radicale
nous paraissant nécessaire, nous nous décidons, le 13 septembre 1873,
à pratiquer la castration par le procédé que nous avons décrit plus
haut. L'opération nous permit de reconnaître que nous avions affaire
à une variété d'orchite chronique. Nous laissons à demeure pendant
deux heures six pinces qui assurent l'hémostasie définitive ; nous mar-
quons d'un signe particulier celle qui se trouve sur le cordon. Cette

dernière est laissée en place pendant vingt-quatre heures. Grâce à ce procédé, les suites de l'opération sont aussi satisfaisantes que possible ; le malade sort guéri le 11 octobre 1873.

Obs. LXXX. — *Fongus du testicule, consécutif à une orchite suppurée. Ablation.* — X..., terrassier, trente ans, d'une robuste constitution, porte au scrotum une tumeur formant une masse noirâtre, baignant dans du pus, entourée d'un cercle de tissus sains. Il est facile de reconnaître que l'on a affaire à l'une de ces tumeurs désignées autrefois sous le nom de *fongus bénin*. Nous en pratiquons l'ablation, le 9 novembre 1872, à l'hôpital Saint-Antoine. Le cordon spermatique est saisi entre les mors d'une pince, comme nous l'avons indiqué dans le cours de notre travail ; de petites pinces sont appliquées au fur et à mesure que les vaisseaux sont ouverts. Réuuion immédiate. (Le dessin de la pièce est dans notre collection.)

Obs. LXXXI. — *Epithélioma de la verge. Amputation.* — K..., quarante-sept ans, d'une robuste constitution, se présente à nous avec une vaste dégénérescence épithéliale de la verge. Le gland, le prépuce, les corps caverneux sont en grande partie détruits ; légère induration du côté des ganglions du voisinage, état général satisfaisant, ulcérations bien distinctes des parties voisines, formation de bourgeons charnus se détruisant sur place, sécrétion ichoreuse, fétide, caractéristique. L'affection est de date ancienne, et détruit de plus en plus rapidement les tissus ambiants. Il ne faut pas hésiter à opérer largement. Nous coupons à l'aide de l'écraseur les téguments du corps caverneux et l'urèthre, sans prendre la précaution de couper celui-ci plus tard, persuadé que nous en retrouverons toujours le bout supérieur. Malgré l'emploi méthodique de l'écraseur, nous fûmes obligés d'appliquer une quinzaine de pinces hémostatiques dont deux furent laissées en place pendant vingt-quatre heures. Guérison rapide (Saint-Louis, 5 juillet 1873).

Obs. LXXXII. — *Phimosis. Circoncision.* — T..., seize ans, présente un vice de conformation qui consiste en une imperforation presque complète du prépuce, ayant pour conséquence de rendre très-difficile, même impossible, les rapprochements sexuels et même l'écoulement des urines.

Une sonde cannelée est introduite entre le dos du gland et le prépuce jusqu'au fond du cul-de-sac de la muqueuse préputiale ; deux lignes courbes sont ensuite tracées à l'encre ; incision droite médiane avec le bistouri, excision des deux parties latérales avec des ciseaux, application des serres-fines, petite hémorrhagie de l'artère du frein facilement arrêtée par l'application d'une pince hémostatique (Saint-Antoine, 5 octobre 1872).

Obs. LXXXIII. — *Introduction d'un crayon dans le canal de l'urèthre. Accidents graves.* — T..., dix-huit ans, s'est introduit dans le canal de l'urèthre un crayon qui lui a échappé des mains, a complétement disparu dans l'intérieur du canal jusque dans la vessie ; dès le lendemain, des accidents graves de péritonite se déclarent. En raison de ces accidents et de la nature du corps étranger, nous pratiquons la taille prérectale et la dilatation du col de la vessie ; nous attirons facilement le crayon au dehors. Grâce à nos pinces, l'opération put être faite sans que le malade ait perdu de sang ; néanmoins les accidents de péritonite persistèrent et le malade succomba le troisième jour.

L'autopsie nous révéla la cause de la mort. A la partie supérieure du bas-fond de la vessie, l'une des extrémités du crayon avait perforé la paroi vésicale et l'urine, par cette voie, était tombée dans le péritoine ; de là une péritonite purulente dont l'opération n'avait pu arrêter la marche. (La pièce se trouve dans notre musée de Saint-Louis, 28 juin 1873).

Obs. LXXXIV. — *Polype de l'urèthre. Hémorrhagies rebelles. Miction pénible ; névralgies symptomatiques. Ablation. Guérison.* — Au mois de mai 1869, je fus appelé avec MM. Barré et Gaudin, auprès de madame P..., tapissière, 37, rue des Grands-Augustins, pour l'opérer d'un volumineux polype de l'urèthre qui provoquait des hémorrhagies rebelles, rendait la mixtion des plus pénibles et donnait lieu à une névralgie symptomatique des plus intenses. Saisissant entre les mors de deux pinces, placées sur les côtés du polype, l'urèthre et la paroi antérieure du vagin, nous fîmes l'hémostasie préventive et nous pûmes exciser le polype qui envoyait un prolongement sur la paroi antérieure de l'urèthre, sans que la malade ait perdu de sang. Les pinces furent retirées six heures après. La malade se leva le sixième jour après l'opération. La guérison fut rapide.

Obs. LXXXV. — *Plaies contuses du périnée. Déchirure de l'urèthre. Phlegmon urineux. Uréthrotomie interne. Taille hypogastrique. Guérison.* — Au mois de décembre 1870, je fus appelé avec Nélaton, Ammon et Gaudin auprès du comte de... qui quelques jours auparavant étant à cheval avait été soulevé brusquement et était retombé sur le pommeau de la selle. Toutes les parties molles du périnée avaient été contuses et l'urèthre déchiré ; il en était résulté une vaste infiltration d'urine à travers le périnée et le bassin. De nombreuses incisions avaient été faites et avaient paré aux accidents primitifs. Mais on voyait au périnée, au scrotum, au pubis des fistules nombreuses. Nous cherchâmes vainement à passer une sonde dans la vessie, et nous fîmes l'uréthrotomie externe dans l'espoir de diminuer tout d'abord le nombre des fistules, ensuite de trouver le bout postérieur du canal déchiré pour conduire un mandrin et une sonde dans la vessie. Arrivé sur la portion bulbo-membraneuse de l'urèthre, nous la trouvâmes détruite sur une certaine longueur, mais nous ne pûmes retrouver le bout postérieur tant les tissus étaient phlegmasiés. L'opération eut l'avantage de faire disparaître le phlegmon urineux en ouvrant une voix large et directe à l'urine que le malade ne pouvait retenir. Les jours suivants, malgré tous les procédés mis en usage, nous fîmes encore de vaines tentatives pour introduire le conducteur jusque dans la vessie. Il fut alors décidé que je ferais la taille hypogastrique afin d'introduire par l'intérieur de la vessie une sonde qui permettrait de retrouver par le périnée le bout vésical de l'urèthre divisé. Ceci fait, nous pûmes introduire, grâce à deux sondes ouvertes aux deux extrémités, passées par le canal et sortant au dehors par le périnée, un mandrin conducteur jusque dans la vessie. Ce mandrin nous permit de retirer les sondes et d'introduire dans toute la longueur de l'urèthre et dans la vessie une sonde métallique ouverte par les deux bouts, très-fenestrée à son extrémité vésicale. Dans le cours de l'opération, nous eûmes recours aux pinces hémostatiques dont M. Nélaton se montra extrêmement satisfait.

A partir de ce moment tous les accidents disparurent ; pendant les premiers jours le malade resta couché horizontalement, un cerceau étant placé au niveau du bassin, afin qu'il n'eût. pas à supporter le poids des couvertures ; pansement à l'eau froide légèrement alcoolisée. La guérison de la plaie hypogastrique fut obtenue après six semaines. L'urine ne s'écoulait plus par les fistules périnéales.

Obs. LXXXVI. — *Chute sur le périnée. Phlegmon urineux. Taille hypogastrique.* — H... est tombé d'une certaine hauteur à califourchon sur le périnée. Au moment de son arrivée, il présentait comme le précédent un état fébrile inquiétant et tous les symptômes locaux d'un phlegmon urineux, pelvien et périnéal. Même impossibilité de passer une sonde dans la vessie. L'uréthrotomie externe fait cesser les accidents locaux et généraux menaçants. Mais après quelques soins, le phlegmon ayant cédé, voyant que nous ne parvenions pas à passer une sonde dans la vessie et que l'incision périnéale tendait à se combler, et les accidents locaux à reparaître, nous fîmes également la taille hypogastrique qui nous permit de conduire un mandrin et une sonde dans la vessie par le même procédé que précédemment. Cette opération fut facilitée par l'emploi de pinces hémostatiques qui purent être retirées quelques heures après. Mêmes pansements. Réunion immédiate.

Obs. LXXXVII. — *Abaissement utérin. Hypertrophie du col. Amputation.* — H..., femme de quarante ans, présente une hypertrophie type du col de l'utérus. On constate, en outre, sur la paroi inférieure de l'utérus l'existence d'un polype glandulaire.

Nous amputons le col utérin à l'aide de l'écraseur ; mais, malgré la lenteur avec laquelle nous procédons, cet instrument ne nous permet pas d'achever l'opération sans écoulement de sang et nous devons recourir à l'application de deux pinces hémostatiques, disposées comme nous l'avons figuré dans la monographie de MM. Deny et Exchaquet. Guérison radicale (Saint-Louis, 11 octobre 1873).

Obs. LXXXVIII. — *Polype utérin. Obstruction complète du col. Incision du museau de tanche.* — La femme T... est atteinte d'un polype utérin qui obstrue complétement la cavité du col. Nous incisons de chaque côté le museau de tanche, ce qui nous permet d'examiner la cavité utérine à l'aide d'un dilatateur utérin en forme de speculum auris. C'est alors que nous reconnaissons la présence d'un polype très-friable infiltré de sang, que nous enlevons à l'aide de ligatures métalliques. L'ablation une fois achevée, il suffit d'appliquer sur le col deux pinces pour assurer l'hémostasie. Guérison (Saint-Louis, 6 septembre 1873).

Obs. LXXXIX. — *Polype utérin. Ablation.* — La femme X... est atteinte d'un polype utérin en forme de sangsue implanté sur la lèvre antérieure du col et qui s'engage en partie dans la cavité cervicale. Après avoir enlevé ce polype, par notre procédé habituel, à l'aide du bistouri et des pinces hémostatiques, nous reconnaissons la présence d'un polype fibreux plus volumineux implanté sur la lèvre postérieure du col. Pour l'ablation de ce dernier, nous avons recours à la pince-scie que nous avons fait construire dans ce but par M. Mathieu. Guérison rapide (Saint-Louis, 26 avril 1873).

Obs. XC. — *Hypertrophie du col utérin. Résection.* — La femme T... présente une hypertrophie en longueur du col utérin (variété sous-vaginale de Huguier). Le 4 octobre 1873, à Saint-Louis, nous saisissons ce col entre deux pinces longues et courbes pour faire l'hémostasie préventive ; ceci fait, nous réséquons la partie inférieure du col avec des ciseaux courbes. Guérison prompte (Saint-Louis, 1873).

Obs. XCI. — *Polype volumineux de l'utérus. Ablation.* — La femme T... entre à Saint-Louis en avril 1873. Elle est atteinte d'un polype volumineux de l'utérus que nous opérons, le 1er mai, par le même procédé. Pas d'hémorrhagie : pas d'accidents consécutifs ; guérison rapide.

Fistules anales. — Le procédé dont nous nous servons pour l'opération de la fistule à l'anus étant toujours le même, incision avec le bistouri sur la sonde cannelée, application de six à huit pinces sur les vaisseaux divisés, etc., je me contenterai de vous signaler quelques-uns des nombreux malades que nous avons eu à traiter dans notre service.

Obs. XCII. — F..., quarante-trois ans, imprimeur, entré le 2 septembre 1872, à Saint-Antoine, est opéré le 14 de plusieurs fistules anales et sort guéri le 22 novembre.

Obs. XCIII. — L..., trente-quatre ans, entré le 5 octobre 1872, est opéré le même jour d'une fistule anale, et sort guéri le 2 novembre.

Obs. XCIV. — D..., quarante ans, entre à l'hôpital Saint-Louis, le 27 janvier 1873. Il est atteint de fistule anale. Nous l'opérons par le procédé habituel. Il sort guéri le 7 juin.

Obs. XCV. — S..., trente-cinq ans, entré le 26 février, est opéré le 8 mars d'une fistule anale profonde et sort guéri le 5 avril.

Obs. XCVI. — J... Marie, trente-cinq ans, entrée à Saint-Louis, le 11 avril 1873, est opérée le 12 d'une fistule anale et sort guérie le 13 mai. L'orifice externe de cette fistule était très-éloigné de l'anus, au niveau de l'ischion gauche, au-dessus du sphincter. Il y avait un autre trajet éloigné de l'anus. Il y avait en outre dans le bassin un abcès volumineux dont le pus s'écoulait en abondance par le rectum. Débridements, incisions multiples, pansements à plat. Guérison.

Obs. XCVII. — F. Marie, vingt-quatre ans, couturière, entre à l'hôpital Saint-Antoine le 28 juin 1872. Elle est atteinte de *fistules anales multiples* avec condylomes, rétrécissement du rectum consécutif à des ulcérations anales (V. *Des ulcérations anales*, par Péan et Malassez). Cette femme est opérée, le 6 juillet, par l'écrasement linéaire. Elle succombe dix jours après à un accès de delirium tremens.

Obs. XCVIII et XCIX. — Le 24 mai 1873, à Saint-Louis, deux malades sont opérés de fistules anales par l'incision simple avec le bistouri et les pinces hémostatiques. Guérison rapide.

Obs. C. — Le 5 octobre 1872, à Saint-Antoine, nous opérons par le même procédé un malade atteint d'une fistule à l'anus développée directement sur la ligne médiane. Guérison prompte.

Obs. CI. — Le 14 septembre 1872, nous opérons une jeune femme qui porte à l'anus une fistule, dont l'orifice est énorme, les bords rentrés en dedans. A un centimètre de cet orifice se trouve une ulcération. Débridement avec le bistouri ; emploi des pinces hémostatiques qui servent en même temps d'écarteurs. Guérison.

Obs. CII. — Le même jour, nous opérons un homme de quarante ans qui présente des fistules multiples. Incisions multiples ; pinces ; mèche longue avec tube de caoutchouc. Guérison rapide.

Obs. CIII. — *Fistule vésico-vaginale*. — La nommée L..., vingt-sept ans, entre à l'hôpital Saint-Antoine dans les premiers jours du mois d'octobre 1872. Cette femme, treize jours après un accouchement très-difficile, est prise d'incontinence d'urine ; on l'examine et on reconnaît l'existence d'une fistule vésico-vaginale. Celle-ci occupe le bas-fond de la vessie ; le canal de l'urèthre est intact. Opération le 12 octobre 1872 ; nous avivons les bords de la fistule, nous appliquons deux pinces hémostatiques sur des vaisseaux qui donnent du sang ; nous réunissons ces deux bords par la suture, à l'aide du chasse-fil de Mathieu, puis nous retirons les pinces. Une sonde en gomme est introduite dans la vessie où elle est maintenue à l'aide de deux tubes de caoutchouc qui sont fixés sur un bandage de corps.

Les fils sont retirés douze jours après l'opération ; la réunion est complète ; quelques jours après, c'est-à-dire trois semaines après l'opération, cette femme était sur le point de partir lorsqu'elle contracta une pleurésie à laquelle elle succomba. L'autopsie permit de constater les bons résultats de l'opération. (Le dessin de la pièce est dans notre collection.)

Obs. CIV. — *Fistule vésico-vaginale.* — La femme P..., trente-deux ans, entre à l'hôpital Saint-Antoine, le 14 octobre 1872, pour s'y faire opérer d'une large fistule vésico-vaginale. Pendant l'opération, quatre pinces hémostatiques durent être appliquées sur des vaisseaux ouverts. Réunion immédiate : la malade sort guérie trois semaines après l'opération.

Obs. CV. — *Fistule vésico-vaginale. Opération.* — M..., trente-deux ans, entre à Saint-Louis, le 8 février 1873, pour y être opérée d'une fistule vésico-vaginale profondément située. L'opération est pratiquée le 13 mars avec trois pinces hémostatiques. Sort guérie le 9 avril.

Obs. CVI. — *Tumeur hémorrhoïdaire. Ablation avec le galvano-cautère. Hémorrhagie arrêtée par les pinces.* — La femme F..., âgée de quarante-trois ans, entre à Saint-Louis, le 5 novembre 1873 ; elle est atteinte d'une fissure à l'anus dont la cicatrisation est rendue impossible par la présence, à ce niveau, d'une grosse tumeur hémorrhoïdaire. Nous enlevons celle-ci avec le galvano-cautère ; mais, malgré l'emploi de cet instrument, nous dûmes, après l'opération, appliquer trois pinces hémostatiques sur des vaisseaux qui saignaient abondamment. Ces pinces furent laissées en place pendant deux heures. Guérison rapide.

Obs. CVII. — *Hémorrhoïdes. Ablation avec l'écraseur.* — La malade entre à Saint-Louis, le 10 novembre 1873, pour se faire opérer d'hémorrhoïdes qui lui donnent des crises insupportables. Nous saisissons ces tumeurs hémorrhoïdaires entre les branches de trois pinces (grand modèle) qui nous servent à fixer la chaîne de l'écraseur. L'ablation put être faite sans écoulement de sang. Guérison.

Obs. CVIII. — *Végétations anales de nature cancéreuse. Ablation.* — En mars 1871, je fus appelé avec MM. Nélaton, Moreau, Chéron et Duval, auprès de M. F..., négociant à Elbeuf, qui portait des végétations cancéreuses situées à huit centimètres au-dessus de l'anus. Ces végétations, dont le siége avait été méconnu, donnaient lieu depuis plusieurs années à des hémorrhagies continuelles et à une anémie profonde. Au toucher et au spéculum, bien que très-volumineuses et obstruant complétement le rectum sur une hauteur de huit centimètres, elles paraissaient développées uniquement dans la muqueuse et ne pas envoyer de prolongements dans la tunique musculeuse. Nous servant du spéculum, nous excisâmes d'abord les productions les plus volumineuses après les avoir saisies avec de longues pinces hémostatiques qui furent laissées en place pendant huit heures. Mais, ayant reconnu que la muqueuse du rectum était couverte de productions semblables, plus petites, d'aspect papillaire, jusqu'au voisinage de l'extrémité supérieure, je fis construire par M. Mathieu un long spéculum qui nous permit de porter à la surface de cette muqueuse de longues tiges métalliques par lesquelles nous fîmes passer des courants dynamiques. Nous fîmes de la sorte un grand nombre de séances, le malade étant chaque fois endormi, et nous détruisîmes successivement et sans danger les végétations de la muqueuse sur tout son pourtour. Nous fûmes assez heureux pour voir le malade guérir, reprendre des forces et pouvoir se livrer de nouveau à ses occupations. Mais, l'année suivante, de nouvelles végétations et de nouvelles hémorrhagies ayant reparu, le malade ne voulut plus se soumettre à ce traitement, préféra recourir à d'autres soins que les nôtres et finit par succomber.

Obs. CIX. — *Plaie de la radiale.* — P..., vingt-six ans, est amené à Saint-Louis le 3 novembre 1873. Il présente à la partie supérieure de l'avant-bras une section partielle de la radiale qui saigne abondamment ; deux pinces sont appliquées sur le vaisseau et y sont laissées pendant vingt-quatre heures ; elles suffisent pour arrêter l'hémorrhagie sans qu'on soit obligé de recourir à la ligature. Le malade sort guéri le 16 novembre (Saint-Louis, 1873).

Obs. CX. — *Phlegmon gangréneux de la main. Hémorrhagies spontanées de l'arcade palmaire profonde.* — Au mois de juillet 1866, je fus appelé par le Dr Souchard auprès d'une femme de soixante-huit ans, qui, à la suite d'un phlegmon spontané de la main, à marche subaiguë, était mourante d'hémorrhagie. Au moment où j'arrivai, le pus et les eschares sortaient par plusieurs fistules, et, malgré la compression exercée sur l'humérale, du sang artériel s'écoulait en abondance. Pensant qu'il s'agissait d'une hémorrhagie de l'arcade palmaire superficielle, nous fîmes la ligature de cette arcade à ses deux extrémités ; l'hémorrhagie parut s'arrêter, mais le lendemain elle avait reparu et, en agrandissant nos incisions pour nos recherches, nous reconnûmes que le jet artériel venait de l'arcade profonde : deux pinces à arrêt (modèle Charrière) furent laissées sur les bouts pendant vingt-quatre heures et suffirent à arrêter définitivement l'hémorrhagie.

Obs. CXI. — *Affection cancroïdale de la paume de la main. Large excision.* — X... porte à la paume de la main droite une affection de nature cancroïdale. Nous en pratiquons largement l'ablation et, grâce aux pinces, nous ne prenons aucune précaution pour ménager l'arcade palmaire superficielle. Deux pinces laissées en place pendant vingt-quatre heures suffisent pour arrêter l'hémorrhagie à laquelle ne pouvait manquer de donner lieu l'opération (Hôpit. Saint-Antoine, 22 novembre 1872). (Le dessin se trouve dans notre collection.)

Obs. CXII. — *Enchondrome de la troisième phalange du médius. Am-*

putation de la deuxième et de la troisième phalange. — L... entre à l'hôpital Saint-Louis, le 8 février 1873, et porte sur la troisième phalange du médius droit une tumeur qui présente tous les caractères des enchondromes. Nous pratiquons l'amputation entre la première et la deuxième phalange. Deux pinces hémostatiques laissées pendant deux heures suffisent pour assurer l'hémostase temporaire et définitive. L'opéré sort guéri dix jours après.

OBS. CXIII. — *Phlegmon des doigts nécessitant l'amputation des deux derniers doigts et métacarpiens de la main droite.* — G..., cinquante-trois ans, entre à Saint-Louis, le 5 mai 1873. Les deux derniers doigts et les deux derniers métacarpiens de la main droite sont en partie détruits par un vaste phlegmon qui n'a pas été ouvert en temps opportun. Nous devons pratiquer l'amputation de ces deux doigts et métacarpiens ; quatre pinces hémostatiques laissées en place deux heures suffisent pour arrêter l'hémorrhagie ; aucune ligature; réunion immédiate. Le malade sort le 18 mai.

OBS. CXIV. — *Écrasement de la partie inférieure du bras. Amputation.* — E..., quarante-deux ans, entre à Saint-Louis, le 18 décembre 1873 ; il a eu le bras pris dans un engrenage ; les désordres sont tels que l'amputation est jugée nécessaire ; elle est pratiquée par la méthode à deux lambeaux le 21 décembre : douze pinces sont appliquées sur les vaisseaux divisés; une seule ligature à anses métalliques perdues est placée sur l'artère humérale ; les pinces appliquées sur les autres vaisseaux sont retirées le lendemain matin; pansement ouaté compressif. Pas de complication. Le malade sort, le 29 mars 1874, avec un bras artificiel.

OBS. CXV. — *Tumeur blanche du genou. Amputation de la cuisse.* — dix-huit ans, entre à l'hôpital Saint-Louis, le 16 juin 1873. Il est atteint depuis deux ans d'une tumeur blanche du genou, donnant lieu à une suppuration abondante. Le malade est menacé de cachexie : abandonné à lui-même il est voué à une mort certaine, ce qui nous décide à pratiquer l'amputation de la cuisse comme la seule chance de salut, bien que l'amputation elle-même offre peu de chance de succès. Cette opération est pratiquée le 21 juin 1873. Nous cherchons autant que possible à obtenir l'hémostasie préventive par a compression digitale ; l'hémostasie temporaire est obtenue par l'application d'une vingtaine de pinces hémostatiques ; nous en retirons une douzaine environ après l'opération. Au moment de les retirer, nous pratiquons la torsion sur quelques-uns des vaisseaux et nous appliquons deux ligatures métalliques coupées au ras sur les plus grosses artères; les autres pinces sont enlevées le soir même. La plaie est pansée à plat, sans que nous cherchions à obtenir la réunion par première intention. Le moignon est immobilisé dans une gouttière; pansements rares ; pas d'hémorrhagie ni pendant, ni après l'opération ; mais, le 26 juin, ce malade succombe à la fièvre traumatique.

Obs. CXVI. — *Tumeur papillaire du talon. Ablation du calcanéum.* — La femme K..., soixante neuf ans, porte depuis quatre ans une ulcération dans la région plantaire du pied droit; vers le milieu de cette ulcération existe une tumeur sphérique, fongueuse, vasculaire; les capillaires sont dilatés à ce niveau; toute la région calcanéenne est douloureuse; nous avons affaire à une affection caractérisée anatomiquement par une hypertrophie des papilles avec dégénérescence épithéliale. Pensant qu'il y a avantage dans ces cas à opérer largement et de bonne heure pour éviter autant que possible l'infection du système lymphatique, nous pratiquons l'ablation du calcanéum : grâce à l'application de dix pinces et à un pansement ouaté compressif, aucune hémorrhagie ne se produit, ni pendant ni après l'opération (Saint-Louis, 26 avril 1873).

Obs. CXVII. — *Fongus malin des synoviales. Incision. Énucléation. Amputation de Chopart. Récidive. Amputation de la jambe. Guérison.* — X..., vingt ans, se présente à nous vers la fin de l'année 1872 avec une tumeur située sur le dos du pied, sur le trajet de l'un des tendons extenseurs des orteils; nous faisons l'incision et l'énucléation d'une partie de la gaîne synoviale. Six mois après, de nouvelles fongosités s'étaient développées dans la plaie laissée ouverte, et avaient gagné les parties voisines. Nous pratiquons l'amputation de Chopart. Six mois après, apparition d'une nouvelle tumeur fongueuse sous-cutanée, qui nous oblige à pratiquer l'amputation de la jambe à la partie inférieure.

Dans les trois opérations successives qu'a subies ce malade et dont il s'est fort bien relevé, il a suffi de laisser sur les vaisseaux ouverts des pinces hémostatiques pendant trois heures pour assurer l'hémostase définitive et de recourir à un pansement ouaté (Saint-Antoine, 1872, et Saint-Louis, 1873). (Le moule de la pièce est dans notre musée.)

Obs. CXVIII. — *Fracture compliquée de la jambe droite. Amputation.* — P..., soixante ans, est tombé sous une voiture. Il est amené à Saint-Louis, le 7 mai 1873; on constate une fracture compliquée de la jambe droite. Nous essayons d'abord, par tous les moyens mis en usage en pareil cas, de conserver ce membre; mais un phlegmon diffus à forme gangréneuse survient qui nous oblige à pratiquer l'amputation, le 7 juin. Nous appliquons des pinces hémostatiques sur les vaisseaux ouverts : il n'y eut pas d'hémorrhagie ni pendant, ni après l'opération; mais, les jours suivants, la fièvre hectique persista et le malade succomba le 14 juin.

Obs. CXIX. — *Carie des os du tarse. Déformation consécutive. Luxation permanente de l'astragale. Amputation sus-malléolaire.* — P..., trente-cinq ans, entre à Saint-Louis, le 20 avril 1873. Ce malade avait eu, plusieurs années auparavant, une fracture comminutive de l'extrémité inférieure de la jambe avec écrasement des malléoles et luxation de l'astragale. La déformation n'avait pas été corrigée, la marche était impossible. Cette région était devenue le siége d'arthrites et de caries multiples des os du tarse. L'état général commençait à être très-détérioré. L'amputation sus-malléolaire était indiquée. Elle fut faite, suivant' la méthode elliptique de Marcellin Duval. Plusieurs pinces furent appliquées sur les vaisseaux ouverts ; elles furent retirées après l'opération, sauf celles qui étaient placées sur la pédieuse et la tibiale postérieure ; ces dernières furent laissées à demeure pendant trente-six heures et suffirent à assurer l'hémostasie définitive. Ce malade sortit guéri le 8 août.

OBS. CXX. — *Carie de l'extrémité inférieure du tibia. Amputation sus-malléolaire.* — L..., jeune homme de vingt ans, robuste, bien portant d'ailleurs, est atteint depuis six ans d'une carie totale de l'extrémité inférieure du tibia. Nous lui proposons l'évidement par la méthode de Sédillot. Il préfère l'amputation comme devant le retenir moins longtemps à l'hôpital. Nous pratiquons l'amputation sus-malléolaire suivant le procédé de M. Marcellin Duval. Une douzaine de pinces sont appliquées sur les vaisseaux pendant le cours de l'opération ; deux d'entre elles sont remplacées par des ligatures avec des fils métalliques à anses perdues ; les autres sont retirées deux heures après l'opération. Dès ce moment le pansement alcoolisé provisoire est remplacé par un pansement ouaté compressif. Le malade est rapidement guéri (Saint-Louis, 8 novembre 1873).

OBS. CXXI. — *Tumeur blanche du coude. Résection.* — X..., quinze ans, entre à l'hôpital Saint-Louis, en octobre 1873, présentant une tumeur blanche du coude compliquée de carie des extrémités osseuses. Le 24 octobre, nous pratiquons la résection des surfaces malades d'après notre procédé ; quatre pinces laissées pendant deux heures suffisent pour obtenir l'hémostasie temporaire et définitive. Guérison rapide.

OBS. CXXII. — *Tumeur fibro-plastique du bras. Ablation.* — K..., quarante-cinq ans, porte depuis cinq ans une petite tumeur au bras gauche, circonscrite, de consistance pierreuse, adhérente à la peau, mobile sur les couches profondes. L'ablation de cette tumeur pratiquée à Saint-Louis, le 5 avril 1873, permet de reconnaître un fibroplaxome. On pratique l'excision avec une petite perte de substance à la peau ; deux ou trois pinces hémostatiques suffisent pour arrêter toute hémorrhagie ; on les enlève après l'opération ; on fait la suture, un tube en caoutchouc est placé dans le fond de la plaie ; puis on exerce sur le membre une légère compression et le malade sort guéri huit jours aprsè.

OBS. CXXIII. — *Lipôme de la partie antérieure de la région du coude.* — M..., vingt ans, porte au côté interne du pli du coude une tumeur lipomateuse ; la teinte jaunâtre, la consistance de la tumeur ne laissent aucun doute. Il s'agit bien d'un lipôme, bien que ces sortes de tumeurs soient rares dans cette région.

L'énucléation présente ici quelques difficultés à cause des artères et des veines importantes de la région. Nous la pratiquons en passant plus près de la tumeur que des parties profondes ; trois ou quatre pinces suffisent pour arrêter le sang que donnent quelques petites artères ; aucun vaisseau important n'ayant été ouvert, les pinces sont retirées après l'opération. On pratique la suture. Pansement alcoolisé. Guérison rapide (Saint-Louis, 30 août 1873).

OBS. CXXIV. — *Tumeur fibro-graisseuse érectile de la plante du pied. Énucléation.* — Un malade se présente à Saint-Louis, en janvier 1873, portant sur la plante du pied une tumeur du volume d'un marron, d'une teinte bleuâtre, dont la surface est parsemée de taches mélaniques. Cette tumeur fait corps avec la couche dermique et la couche aponévrotique, mais elle est indépendante de l'os. Le malade nous apprend qu'elle date de l'enfance. Une ponction exploratrice ne donne que du sang. Le 18 janvier 1873, nous en pratiquons l'énucléation. Six pinces appliquées pendant deux heures sur les vaisseaux ouverts suffisent pour s'opposer à toute hémorrhagie ; la guérison est rapide.

OBS. CXXV. — *Fibro-lipôme de la partie interne de la cuisse gauche.* — M..., trente-quatre ans, entre, le 3 novembre 1873, à l'hôpital Saint-Louis. Il porte à la partie interne de la cuisse gauche une tumeur fibro-graisseuse. Cette tumeur est enlevée, le 15 novembre, par le même procédé opératoire que pour celle du bras. Deux artères volumineuses situées dans son pédicule sont pincées pendant six heures, et retirées ensuite. Pansement alcoolisé, ouaté et compressif. Le malade sort guéri le 28 novembre.

OBS. CXXVI. — *Carie du premier métatarsien. Évidement de cet os. Hémostasie par les pinces.* — R..., quinze ans, entre, le 8 janvier 1873, à Saint-Louis ; il est atteint d'une carie du premier métatarsien qui détermine une suppuration intarissable. Le 18 janvier, nous pratiquons l'évidement de cet os. Les quelques vaisseaux ouverts sont saisis entre des pinces qui vont être retirées après l'opération ; pansement alcoolisé et compressif. Le malade sort guéri le 10 mars.

OBS. CXXVII. — *Carie des os du pied. Résection du calcanéum.* — P..., trente-cinq ans, entre le 12 février 1873 à Saint-Louis ; il présente une vaste carie qui envahit une partie des os du pied. Le 8 mars, nous pratiquons la résection du calcanéum ; huit pinces suffisent pour empêcher l'hémorrhagie, quatre sont laissées jusqu'au soir ; même pansement que pour le précédent. Le malade sort guéri le 16 juin.

OBS. CXXVIII. — *Volumineux séquestre du fémur. Extraction. Guérison.* — En 1869, j'opérai, avec M. Nélaton, M. E... (de Périers sur Andelles), âgé de dix-neuf ans, d'une constitution lymphatique et qui portait dans le fémur un séquestre occupant la moitié inférieure de cet os. L'opération fut faite avec le concours du Dr Sorel et de plusieurs confrères ; il s'agissait de faire de longues incisions pour mettre à nu le fémur, le trépaner, et fracturer le long séquestre qui en occupait la cavité. Le malade, épuisé par une suppuration abondante durant depuis de longues années, était arrivé au dernier degré de l'anémie; il était donc bien important de ne pas perdre de sang dans le cours de l'opération. Nous eûmes soin, en faisant les incisions, de suivre les interstices musculaires, de saisir chacun des vaisseaux avec nos pinces hémostatiques qui servaient en même temps de rétracteurs pendant le cours de l'opération. Une fois l'opération achevée, toutes les pinces furent retirées sauf deux qui furent laissées en place vingt-quatre heures. Celle-ci, de la sorte, fut considérablement abrégée, et nous pûmes l'achever sans que le malade eût perdu beaucoup de sang. Pour terminer, nous passâmes à travers l'os, la cavité des abcès et nos incisions, un long tube à drainage formant une anse attachée en arrière de la cuisse et qui servit, pendant un an, à faire des injections de teinture d'iode. L'année suivante, un petit séquestre s'étant reformé, nous dûmes de nouveau l'extraire et depuis lors le malade a toujours conservé une santé parfaite.

OBS. CXXIX. — *Kyste du jarret. Ablation.* Un jeune homme de dix-sept ans, vint nous consulter pour une tumeur sous-aponévrotique du jarret présentant au premier abord tous les caractères des tumeurs fibro-plastiques, mais qui n'était autre qu'un kyste qui faisait saillie sous les téguments du jarret. La gêne et les douleurs occasionnées par cette tumeur pendant la marche sont telles que nous sommes obligés d'intervenir. Nous incisons la peau, le tissu cellulaire et l'aponévrose en évitant d'atteindre la saphène; nous pratiquons la dissection et l'énucléation de la tumeur avec une spatule, l'hémostasie temporaire est obtenue à l'aide de quatre pinces. Pendant l'énucléation de la tumeur, nous reconnaissons qu'elle doit sa dureté à l'excessive distention de la bourse séreuse et à l'abondance de la synovie. L'opération est pratiquée sans perte de sang. La plaie est immédiatement réunie avec des bandelettes collodionnées, un petit tube est placé sous la peau, à la partie déclive; pansement ouaté, compression, réunion par première intention; guérison en quinze jours (Saint-Antoine, février 1872).

OBS. CXXX. — *Tumeur de la fesse avec prolongements dans le bassin. Ablation. Hémostasie avec les pinces. Guérison.* — C..., cinquante-cinq ans, cocher, porte depuis quatorze ans, sur la fesse droite, une tumeur dure, du volume de la tête d'un fœtus à terme. Cette tumeur augmentant toujours de volume et étant pour lui une cause de grande gêne, il désire vivement en être débarrassé. Le 3 janvier 1873, à Saint-Louis, nous en pratiquons l'ablation avec le bistouri, en appliquant des pinces hémostatiques sur les vaisseaux au fur et à mesure que nous les ouvrons. La partie saillante de la tumeur ayant été mise à découvert, nous nous aperçûmes qu'elle prenait naissance dans la fosse ischio-rectale et qu'elle était encore plus développée du côté du bassin que du côté de la fesse. Nous sommes donc obligé d'introduire la main dans le bassin, d'attirer la tumeur au dehors et de l'enlever. Un grand nombre de pinces hémostatiques sont appliquées sur les vaisseaux saignants ; grâce à elles, l'opération peut être menée à bonne fin. La tumeur, qui était en partie sous-péritonéale, avait la forme d'un sablier dont une moitié, la plus volumineuse, s'était développée dans la fosse ischio-rectale, et dont l'autre moitié était venue faire saillie au dehors.

Le malade ne perdit presque pas de sang ; aucune ligature ne fut faite ; quelques pinces furent seulement laissées à demeure jusqu'au soir. La guérison fut rapide. Nous eûmes l'occasion de revoir l'opéré plusieurs fois : son état de santé est aussi satisfaisant que possible.

CINQUIÈME LEÇON

Messieurs,

Vous nous avez entendu déjà exposer devant vous l'historique du pincement des vaisseaux que nous nous sommes efforcé de vous présenter aussi complet que possible. Vous n'aurez pas, sans doute, été sans vous apercevoir alors du soin religieux que nous avons apporté en vue de rendre à chacun des chirurgiens qui se sont occupés de cette question la part qui nous paraissait lui être légitimement due. D'un autre côté, vous avez été témoins des efforts soutenus que nous avons faits pour ériger le pincement en véritable méthode destinée à prendre place dans la pratique journalière, afin d'abréger la durée des opérations et de supprimer définitivement la ligature.

Aussi me laissai-je aller à vous dire, à l'époque dont je vous parle, que je me considérais comme suffisamment récompensé de mes efforts en voyant que bon nombre de mes collègues des hôpitaux de Paris, au nom très-justement estimé, avaient adopté l'usage de mes pinces, et que la majorité des chirurgiens, non moins estimés dans les pays étrangers, avaient fait de même. J'ajoutai, comme autre argument très-probant des réels services que rendent mes pinces hémostatiques, que nos fabricants d'instruments parisiens, qui les expédient, non-seulement en France, mais dans tous les pays, ne cessaient de recevoir des demandes de fourniture en grand nombre, et que toujours ces instruments étaient désignés par mon nom. Si je reviens sur ces faits, c'est moins pour y puiser quelque motif de satisfaction personnelle que pour vous mieux faire saisir, par un fait matériel, la rapide et large généralisation qu'a éprouvée, en quelques années, la méthode du pincement des vaisseaux.

Après tant de démonstrations quotidiennement répétées en public, après les travaux publiés par moi ou par mes élèves, après une telle notoriété, car il faut bien dire le mot, acquise à la méthode, à sa sûreté, à l'excellence des résultats qu'elle procure, il vous aurait été difficile d'imaginer, pas plus que je ne l'aurais fait moi-même, que quelque chirurgien pût tenter de s'attribuer la part qui me revient. Le fait a pu pourtant se produire ! Il a pour auteur un chirurgien de Strasbourg, à qui nous n'avions jamais ménagé les marques d'estime. Ce chirurgien n'avait jamais songé jusque-là à nous parler de faits semblables tirés de sa pratique. Malgré cela, il ne craint pas aujourd'hui, oubliant sans doute que la science ne peut s'accommoder de simples affirmations, mais qu'elle exige des faits probants à l'appui, il ne craint pas, disons-nous, de venir nous disputer, dans un pays qu'il a presque renié, la part du mérite qui peut revenir à notre initiative et à nos efforts constants. Il se fonde sur quelques lignes de ses écrits, que nous nous étions fait un devoir de signaler dans notre premier travail, et sur quelques rares observations, dont nous vous reparlerons bientôt, et au sujet desquelles vous aurez à décider s'il est possible d'y entrevoir la moindre donnée d'une méthode générale.

Du reste, ce n'est pas une revendication que soutient M. Kœberlé, car j'ai l'affliction de vous dire que c'est de lui qu'il s'agit ; c'est une controverse des plus aigres et même injurieuse, qu'il voudrait susciter. Il ne se contente plus de dire, comme il l'avait fait jusqu'à ce jour, que, depuis plusieurs années, dans quelques ovariotomies, il s'était servi des pinces à pansement, pourvues d'un arrêt, de Charrière, appliquées sur les petits vaisseaux pour abréger la durée des opérations ; il ne se borne plus à dire, ce qui est pourtant vrai, que, dans un cas, il a laissé accidentellement et par *nécessité*, une de ces

pinces sur un vaisseau qu'il ne pouvait parvenir à lier ;
M. Kœberlé a actuellement d'autres visées. Il voudrait faire
entendre que ces faits tout à fait *exceptionnels* de sa pratique
représentent sa manière de faire habituelle. Sans vergogne, il
voudrait généraliser après coup ses réclamations, et à peu de
frais. Il ne se borne pas à dire, ce qui est son droit, que
les pinces de mon modèle sont moins bonnes pour faire
de l'hémostasie que les pinces de Charrière qu'il continue d'employer ; il va plus loin et il insinue qu'il m'aurait
fait connaître les pinces à arrêt de ce fabricant, alors
qu'il est patent que ce dernier a assisté presque chaque semaine, pendant une quinzaine d'années, aux opérations que
je pratiquais dans les hôpitaux. Voilà, pour la partie matérielle,
la pince. Quant à la création de la méthode générale, notre
adversaire serait presque tenté de croire ou de faire croire
qu'il s'est parfois servi des pinces pour faire de l'hémostasie
préventive avant nous et même qu'il a songé, depuis un temps
déterminé, à faire de l'hémostasie définitive par leur moyen.

Je n'ai eu connaissance du mémoire de M. Kœberlé que par
les *Bulletins de la Société de chirurgie* où il a été inséré (1). Le
ton qui y domine est tellement en dehors des plus vulgaires
convenances à conserver dans toute discussion scientifique
qu'il suffirait à me dispenser d'y répondre. Mais le silence et
le dédain ne sont pas assez devant certaines insinuations et il
est des récriminations qu'il faut savoir réduire à leur valeur
sous peine de les voir se propager et s'étendre par un travail
souterrain. C'est ce qui m'a décidé à adresser à la Société de
chirurgie la lettre que je vais vous lire et qui se trouve hono-
rablement déposée dans ses archives.

Voici cette lettre :

A Monsieur le Président de la Société de chirurgie.

Monsieur le Président,

Dans le dernier fascicule des Bulletins de la Société de chirurgie (n° 10,
5 janvier 1877), je lis une communication de M. Kœberlé dans laquelle

(1) *Bull. et mém. de la Soc. de chir. de Paris.* Nouv. série, t. II, p. 767
ts. 1876.

en termes peu conformes à l'urbanité habituellement admise dans les discussions des sociétés savantes françaises, et, comme s'il s'agissait pour lui de plaider une mauvaise cause, il cherche à déverser le ridicule sur les pinces hémostatiques dont je me sers et à me dénier les progrès que je me suis efforcé d'accomplir, en supprimant la ligature pour la remplacer par la forcipressure. J'ai d'abord l'honneur d'offrir à la Société de chirurgie deux exemplaires des leçons que j'ai professées sur ce sujet, en 1874, et qui ont été recueillies par deux de mes anciens internes, MM. les docteurs Deny et Exchaquet.

Au dire de M. Kœberlé, les pinces dont il s'attribue l'invention différeraient des pinces à pansement et à arrêt de Charrière. Il suffit de consulter le catalogue imprimé par ce fabricant en 1862 pour s'assurer qu'il n'en est rien. Suivant M. Kœberlé encore, mes pinces ne seraient qu'une contrefaçon malheureuse des pinces de Charrière, ce qui ne l'empêche pas pourtant de se montrer tenté d'en revendiquer pour lui la priorité de l'invention. S'il ne l'a pas fait, ce n'est peut-être bien que par suite de l'impossibilité dans laquelle il se trouvait d'en présenter la figure dans aucun catalogue. Au contraire, les pinces de mon modèle sont représentées, depuis 1868, dans ceux de M. Guéride et de M. Mathieu. Mais il serait sans utilité de prolonger davantage une contestation qui serait dépourvue d'intérêt scientifique. Il me suffira sans doute de rappeler que les principaux fabricants d'instruments de chirurgie s'accordent à affirmer que, depuis cette époque, mes pinces servent exclusivement dans les hôpitaux de Paris, qu'elles sont les seules demandées par les chirurgiens étrangers, qui toujours les désignent de mon nom, pour les relever du dédain que semble leur opposer le chirurgien de Strasbourg.

Le premier, dans les leçons cliniques que j'ai successivement faites à Lourcine, à Saint-Antoine et à Saint-Louis, en présence de nombreux médecins français et étrangers, j'ai posé en principe que la forcipressure peut être érigée en méthode générale pour procurer, dans les opérations les plus variées, l'hémostasie préventive, l'hémostasie temporaire et l'hémostasie définitive. J'ai eu la satisfaction de voir cette division, dont la mention a été faite en janvier 1875, dans la *Gazette médicale de Paris*, être adoptée depuis par tous ceux qui ont traité le même sujet.

Nul que je sache, au moment même où cette publication a été faite, n'avait dit un mot de l'hémostasie préventive. Tout au plus pourrait-on établir une exception en faveur d'un ou de deux instruments fort différents, tels que la pince à anneaux de Desmarres, qui n'a aucune analogie avec la destination des instruments qui nous occupent ici.

En ce qui concerne l'hémostasie temporaire, pendant la durée des grandes opérations, je savais, et le fait est soigneusement mentionné dans mes leçons cliniques sur la forcipressure (1), que divers moyens ont été proposés pour abréger la durée des opérations, par exemple que Vidal de Cassis recommandait l'usage de ses serres-fines, que MM. Sédillot, Legouest, Follin conseillaient de recourir aux serres-fortes, et je n'omettais pas de noter que M. Kœberlé se servait, dans le même but, des pinces à arrêt de Charrière (2). D'ailleurs, celles dont il vient de donner la figure dans la *Gazette médicale de Strasbourg* (1876), sont exactement semblables au modèle que ce fabricant plaçait dans les petites trousses. Les miennes, au contraire, offrent des dimensions et des formes variées, ce qui tient évidemment à ce qu'elles n'étaient pas uniquement destinées, comme celles des chirurgiens dont nous venons de parler, à servir de pinces d'attente pour réprimer temporairement l'hémorrhagie et faciliter ensuite la ligature, mais bien à remplacer la ligature elle-même : leurs formes et leurs dimensions devaient nécessairement être appropriées à la destination qu'elles pouvaient recevoir.

En fait d'invention de pinces hémostatiques, je m'en suis donc toujours tenu exclusivement à la revendication des avantages qui me paraissent appartenir à l'élasticité des branches et au mode de contention des pinces de mon modèle. Je persiste à considérer leur emploi comme beaucoup plus simple et plus commode que celui de tous les autres modèles présentés et je n'hésite pas à avancer que c'est à ces avantages qu'est due la généralisation qu'a subie leur usage.

Qu'on me permette maintenant de considérer une autre phase de l'histoire de la forcipressure. Ce que personne n'ignore à Paris, et ce qui pourra être certifié par ceux de mes collègues qui ont été en même temps que moi à Saint-Antoine, à Saint-Louis et qui font partie de la Société de chirurgie, particulièrement MM. de Saint-Germain et Cruveilhier, c'est que, au lieu de réserver l'emploi de mes pinces hémostatiques à quelques opérations exceptionnelles, je les ai, le premier, appliquées couramment à la pratique de toutes les opérations sanglantes. Avant de me servir des pinces à anneaux et à crémaillère, telles que je les ai fait construire en 1868, je me suis longtemps servi, comme beaucoup d'autres, des pinces de Charrière, qui étaient dans toutes les trousses, ou des pinces à verrou, les seules qui existassent alors. J'avais employé aussi des serres-fortes, quand il s'agissait de saisir des vaisseaux délicats, comme ceux de l'intérieur du ventre. Du reste, j'ai mentionné l'usage que je faisais des serres-fortes, en les faisant dessiner, dans la relation d'une opération d'ovariotomie pratiquée, non en 1868, comme M. Kœberlé voudrait le faire entendre, mais en juillet 1866 (3).

(1) Voyez pages 36 et suivantes.
(2) Voyez p. 37.
(3) L'observation entière est dans mon mémoire *Ovariotomie et splénotomie.* Paris, 1869, pp. 51 et 52.

Il n'est pas douteux que tous les chirurgiens qui employaient alors ces instruments se dispensaient, comme je le faisais moi-même, de lier, à la fin de l'opération, les vaisseaux qui ne saignaient plus. Mais, tandis que les observations publiées par M. Kœberlé jusqu'en 1874, dans la *Gazette hebdomadaire* et dans la *Gazette médicale de Strasbourg*, prouvent qu'il n'appliquait ses pinces que pour éviter de lier les vaisseaux de petit calibre et que, lorsqu'il lui est arrivé, dans de très-rares occasions, de les laisser en place sur de gros vaisseaux, c'est uniquement après qu'il avait reconnu l'absolue impossibilité de les étreindre dans un fil, j'ai, le premier, démontré en France que, quel que soit le volume des vaisseaux divisés, on pouvait se dispenser, une fois l'opération terminée, de les serrer dans une ligature à la condition de maintenir les pinces pendant un temps relativement très-court.

Cette manière de faire n'est pas devenue tout d'un coup ma règle de conduite. Ainsi, en 1865 et même en 1868, il m'arrivait encore souvent de lier des vaisseaux qui gênaient pour obtenir la réunion immédiate. Mais depuis, en modifiant les modes de pansement, j'ai pu donner la preuve pratique qu'on pouvait abandonner complétement la ligature pour toutes les opérations. J'ai montré qu'il suffisait pour cela de laisser les pinces à demeure pendant un temps que, après expérimentation, j'avais pu, le premier, fixer rigoureusement. J'établissais ainsi que l'on pouvait obtenir, à l'aide de la seule forcipressure, ce que, dans mes leçons cliniques, j'ai nommé l'hémostasie définitive.

Cette conviction, rapidement partagée par les chirurgiens français et étrangers qui suivaient de près ma pratique, a rencontré moins facilement et surtout moins vite un égal crédit auprès de mes collègues des hôpitaux de Paris. Toutefois plusieurs d'entre eux l'ont partagée et aucun n'ignore certainement que c'est à mon exemple qu'ils agissent ainsi.

Ce que je viens demander à la Société de chirurgie, ce n'est donc pas de discuter à qui peut bien appartenir la forcipressure de nécessité qui a été pratiquée à diverses époques; c'est de reconnaître que j'ai fait tout ce qui était nécessaire pour ériger ce procédé, accidentel jusque-là, en une véritable méthode; que je me suis imposé la tâche de vulgariser celle-ci, en en montrant tous les avantages, en en exposant le manuel opératoire et les applications générales, tant par ma pratique en public que par la parole et par le livre. Si ce fait n'était déjà connu de tous, il me serait facile d'en établir la réalité en publiant par centaines les observations recueillies par les élèves qui se sont succédé dans mon service. Je pourrais ajouter, comme un autre argument, que, depuis la publication, faite dans la *Gazette médicale,* de mes leçons cliniques de 1874, les conclusions que j'ai posées se trouvent être invariablement adoptées, quant au fond, par tous ceux qui ont écrit sur le même sujet.

En conséquence des faits qui précèdent, je désirerais, monsieur le Président, que la Société de chirurgie, dans son impartialité, voulût bien insérer dans ses Bulletins la présente lettre en réponse aux revendications désobligeantes et injustes qui ont paru dans le fascicule dernier.

Veuillez agréer, etc..

Bien que cette lettre nous ait paru, ainsi qu'à bon nombre de membres de la Société de chirurgie, assez explicite quant au fond du débat, et les remarques que nous y faisons, quant à la forme donnée à l'attaque, assez motivées pour que les membres de cette Société aient exprimé le regret de voir un de leurs correspondants descendre à des termes d'une violence aussi excessive, il ne saurait nous convenir de nous abstenir d'examiner devant vous et avec vous la valeur des affirmations produites par le chirurgien de Strasbourg dans son factum, la réalité et la validité des faits qu'il allègue, et de vous donner le spectacle entier de sa loyauté scientifique et de sa bonne foi. C'est ce que nous allons faire dans cette séance en le suivant pas à pas dans son Mémoire. Nous allons donc prendre les unes après les autres les diverses allégations émises par M. Kœberlé, et, vous mettant les faits devant les yeux, nous aurons à vous montrer comment le plus grand nombre d'entre elles sont inexactes et, le plus souvent, hélas ! volontairement erronées. Mais, trêve à ces appréciations personnelles ; elles sont par trop pénibles pour nous. Venons immédiatement aux faits ; ils ont par eux-mêmes une suffisante signification qui, fort heureusement, nous dispensera de tout commentaire.

§ 1er. *Que M. Kœberlé a inventé la pince à pression continue, connue sous le nom de Charrière.* — Cette prétention tient une grande place dans l'argumentation de M. Kœberlé, car il paraît croire que, s'il peut arriver à établir qu'il est l'inventeur de la pince à pression continue, il lui deviendra facile de faire admettre qu'il a dû, par cela même, découvrir toutes les applications de cette pince touchant l'hémostase par pincement, et, conséquemment, formuler toutes les règles de la méthode.

Vous savez, Messieurs, combien les prétentions de ce genre sont malheureusement communes en chirurgie, de même qu'en médecine ; vous n'avez peut-être pas oublié encore les revendications violentes qui se produisirent, il y a cinq ou six ans, au sujet des aspirateurs et de la méthode des ponctions capillaires avec aspiration, imaginée par notre excellent confrère, M. Dieulafoy. On lui déniait tout titre à l'invention, parce qu'il n'avait pas été le premier à appliquer l'aspiration en médecine ; on cherchait à ramener l'invention à la construction du premier corps de pompe ; en un mot, on ne voulait considérer que l'instrument, en évitant avec soin de faire porter la discussion sur la méthode. Si on contraignait les argumentateurs à prendre enfin celle-ci pour objectif, ils répondaient que l'aspiration avait été employée en chirurgie, bien avant l'invention de M. Dieulafoy, pour le traitement des abcès froids. Ce n'était pas du tout la même chose, puisque la nouvelle méthode avait principalement des applications médicales ; mais, peu importait, on avait fait le possible pour embrouiller la question et faire dévier la discussion au profit des détracteurs. Malgré tout, quand les criailleries furent un peu apaisées et que la discussion put se faire froidement et sans passion, M. Dieulafoy triompha.

Voulez-vous un autre exemple encore plus récent ? Notre distingué confrère, M. Alphonse Guérin, imagina le pansement ouaté comme corollaire de sa théorie sur l'action nocive des germes charriés par l'air sur les plaies. Qu'arriva-t-il ? C'est que, cette fois encore, on ne voulut pas voir la théorie, et qu'il se trouva quelqu'un pour vouloir réduire la question à l'introduction de la ouate en chirurgie. M. Guérin était dépossédé, car il était notoire qu'on n'avait pas attendu jusqu'à lui pour employer le coton cardé dans la confection des appareils et des pansements. De la théorie nouvelle, il ne devait pas être question ; ces choses-là ne se voient pas, ne se touchent pas ; on peut les détourner sans qu'il en reste des traces palpables. Mais ramener la discussion à un objet de forme ou de consistance définies, voilà qui frappe tous les yeux, voilà le procédé d'évidence par excellence.

Notre adversaire, M. Kœberlé, a cru habile de faire de même. C'est pourquoi il s'efforce d'établir d'abord que, étant l'inventeur d'une pince à pression continue, il ne peut, conséquemment, qu'être l'inventeur de toute la méthode d'hémostase par pincement des vaisseaux. Vous allez voir bientôt comment le raisonnement est absolument le même.

Mais, avant tout, M. Kœberlé est-il bien réellement l'inventeur de la pince à pression continue, comme il le dit ? Il fixe lui-même, dans son Mémoire (1), la date de l'invention de sa pince au 17 décembre 1865. Or, nous vous avons suffisamment démontré dans l'historique, pour n'avoir plus besoin d'y revenir, que c'est Charrière lui-même qui avait inventé, en 1858 (2), une pince à pansement de trousse, susceptible de fournir une pression continue au moyen d'un arrêt obtenu par un encliquetage disposé à la face interne des anneaux. Charrière faisait de ces pinces, comme de tous les instruments destinés à figurer dans les trousses, deux modèles différents : l'un grand et l'autre plus petit. Voici le dessin de ces pinces, tel qu'il figure dans les premiers catalogues de Charrière.

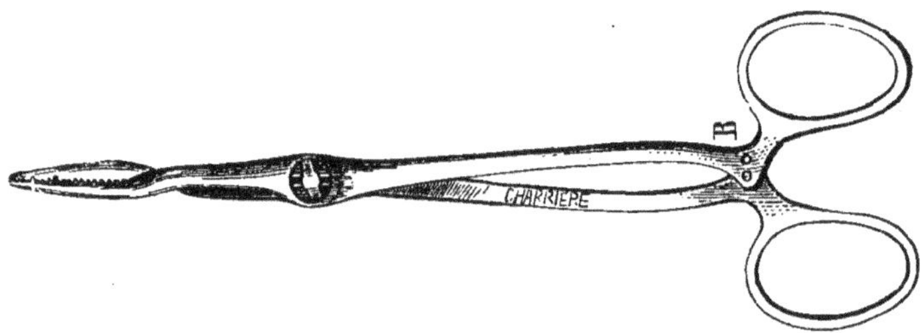

Fig. 24. — Pince à pansement pourvue d'anneaux à pression continue imaginée par Charrière en 1858. (D'après un cliché emprunté au catalogue de la maison Charrière pour 1867, p. 18 du catalogue.)

(1) *Bull. et Mém. de la Soc. de chir.*, t. II, p. 773, année 1876.
(2) Nous avons dit à tort, dans notre lettre à la Société de chirurgie, que cette invention de Charrière remontait à 1862. Elle était plus ancienne encore et datait de 1858, comme l'apprend cette note, qui figure à la suite du cliché, dans le catalogue de la maison Charrière édité en 1867 (page 18) : « Cet instrument, dont l'usage est dans la pratique générale depuis 1858, « sert tout à la fois de pince à pansement ordinaire, de pince à polypes, de « tire-balle, de pince à ligatures profondes, de porte-aiguilles et épingles, *sans* « *que le point d'arrêt s'engrène involontairement*; ses branches, aplaties dans « le sens opposé à la pression, donnent tout à la fois l'élasticité, la résis- « tance et la pression continue pour saisir les corps étrangers tels que les « esquilles, les séquestres. Pour fixer les deux branches, il suffit d'engager » le clou B, placé près des anneaux, dans un des trous percés sur l'autre « branche. »

M. Kœberlé, qui revendique pour lui le mérite de l'invention,
a-t-il, au moins, apporté à la fin de 1865 un perfectionnement
ou même une modification quelconque à l'instrument imaginé par Charrière en 1858, quelque chose enfin qui légitimerait l'apparence d'une prise de possession ? — Écoutez ce
que répond M. Kœberlé lui-même, voici ses propres paroles :

« C'est alors, en 1865, que je fis fabriquer par M. Elser,
« d'après un modèle confectionné par moi-même, des pinces
« *assez analogues* comme forme aux pinces à pansement des
« trousses de Charrière, avec des anneaux pour les doigts, à
« articulation fixe et munies d'un encliquetage destiné à les
« maintenir fermées et à permettre de saisir avec la même
« pince des tissus à la fois épais ou très-minces avec une
« très-forte compression et avec précision (1). »

« Assez analogues » nous paraît constituer un euphémisme
remarquable autant que hardi. Pour nous, dans tout cela,
nous ne voyons que deux choses qui puissent appartenir en
propre à M. Kœberlé ; c'est la pince qu'il a pris le soin de con-
fectionner de ses propres mains pour l'adresser ensuite à
M. Elser comme un modèle. C'est encore la disposition donnée aux œillets d'arrêt. Il est bien vrai que, à l'imitation de
Charrière, M. Kœberlé en a placé deux sur une des branches
de la pince et qu'il y a ajouté un cran forcé. Mais il faut bien
reconnaître que ce mode d'encliquetage est fort difficile à ma-
nœuvrer, tant il est défectueux, et M. Kœberlé en convient
lui-même. Il avoue qu'il exige quelque habitude. Mais ce n'est
là qu'un des moindres inconvénients. En y regardant de plus
près, on voit que la pince de fabrication strasbourgeoise,
arrêtée au premier œillet, donne entre ses mors un écartement
de 7 millimètres ; que, fixée au second œillet, les mors présentent encore un écartement de 3 millimètres 1/2, comme
l'indiquent les deux figures ci-contre (fig. 25). D'où il résulte
que la pince dont nous parlons, arrêtée aux deux premiers degrés, est tout au plus propre à faire de la *compression* temporaire, en agissant en masse sur des tissus très-épais et peu

(1) *Loc. cit.*, p. 773.

réductibles, et à y interrompre momentanément le cours du sang. Il faut donc, avec cet instrument, en venir au troisième degré ou au *cran forcé* pour obtenir le *pincement*. D'où il résulte encore que celui-ci ne peut être pratiqué qu'à un seul degré,

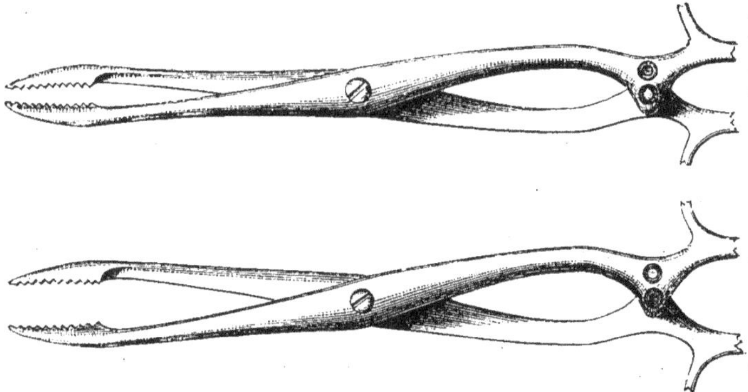

Fig. 25. — Pinces de M. Kœberlé. L'inférieure fixée au premier œillet montre l'écartement des mors qui correspond à ce premier arrêt. La supérieure, arrêtée au deuxième œillet, montre l'écartement correspondant.

puisque les branches de la pince sont absolument rigides et que M. Kœberlé nous reproche, comme un grave défaut, d'avoir cherché à donner aux branches des nôtres la plus grande élasticité possible. Il existe encore une troisième différence, que nous allions omettre, dans la pince confectionnée par les mains du chirurgien de Strasbourg. Mais celle-là, quoi qu'en dise notre contradicteur, est si peu importante, que nous eussions peut-être été pardonnable de la passer sous silence. Toutefois, nous la signalerons, puisque M. Kœberlé la juge digne de quelque intérêt. En 1858, Charrière généralisait les applications de son mode d'articulation des instruments à deux branches par le tenon rivé, qu'il considérait comme plus sûr pour la manœuvre et comme plus commode pour l'entretien de la propreté des instruments de chirurgie. M. Kœberlé, en 1865, pour faire montre de nouveauté et de la fécondité de son génie inventif, aurait jugé avantageux de repousser ce progrès et de revenir à l'ancien système, c'est-à-dire à l'articulation inamovible par la vis. Là est la dernière différence

entre la pince à pansement et à arrêt de Charrière et la pince
que M. Kœberlé nous présente comme *sa* pince hémostatique.
Encore une fois jugez des faits, en comparant vous-mêmes
les deux espèces d'instruments en cause (fig. 26).

Eh bien, Messieurs, c'est en décembre 1865 que M. Kœberlé aurait fait cette mémorable création. Il le déclare, du
moins, au monde savant, dans le Mémoire qu'il vient de lire
à la Société de chirurgie de Paris, et, il faut bien le croire,
car, jusque-là, c'est-à-dire pendant onze ans, rien n'a été publié nulle part qui puisse venir à l'appui de cette affirmation.
Ceci est d'autant plus fâcheux que M. Kœberlé n'est pas de
ceux — et il faut lui en savoir gré, au nom de la science —
qui ont négligé de faire connaître les acquisitions nouvelles qui
leur paraissaient susceptibles de prendre place et de pénétrer
dans la pratique. Ainsi, en dépit des moyens de publicité si

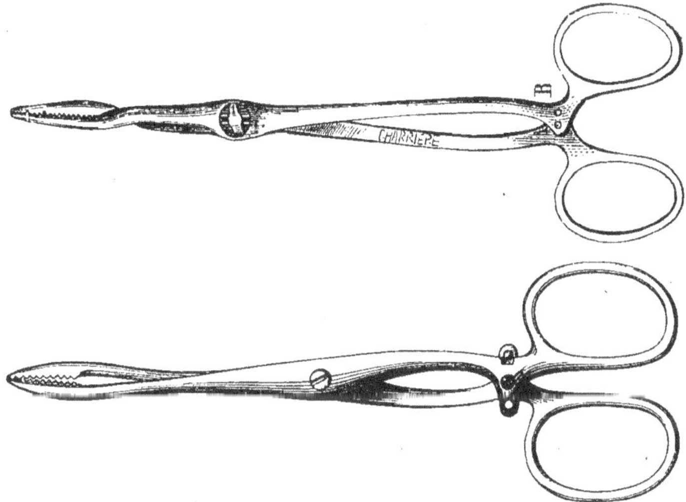

Fig. 26. — La figure supérieure représente la pince à pansements à anneaux et à
pression continue de Charrière, déjà figurée ci-dessus. L'inférieure est la pince de
M. Kœberlé, arrêtée au cran forcé, c'est-à-dire au seul degré où elle soit susceptible de produire le pincement.

nombreux à notre époque et qui souvent font connaître les
inventions nouvelles, sans même que leurs auteurs en soient
avertis, pas un catalogue de fabricant, aucune présentation

aux sociétés savantes, pas la moindre figure intercalée dans un texte, pas même une désignation spéciale, si écourtée fût-elle, au cours d'une observation publiée, ne peuvent faire foi de la réalité de cette date. Notre contradicteur produit son dire, et ce devrait être assez.

Mais résumons la comparaison entreprise, par le chirurgien de Strasbourg, entre la pince à pression continue de Charrière et celle qu'il voudrait entendre dire sienne et que, bien malgré lui, il est obligé de convenir être « assez analogue. » Nous trouvons : identité de forme, anneaux pour les doigts sur l'une et sur l'autre, encliquetage pour les fermer, également formé, sur l'une et sur l'autre, d'une tige métallique qui va s'engager dans l'un ou l'autre trou porté par la branche opposée ; à part le mode de contention des branches, et nous avons déjà vu que celui qui avait été adopté ne pouvait constituer ni une invention ni un progrès, vous ne pourrez découvrir d'autre différence que les deux degrés *fixes* d'écartement, d'ailleurs peu concevables quant aux applications qu'ils sont susceptibles de recevoir, et qui sont donnés lorsque la pince est arrêtée à l'un ou à l'autre de ses deux premiers œillets ; de telle sorte qu'on a, comme nous l'avons déjà dit, un instrument de *compression temporaire*, mais non un organe de *pincement*. M. Kœberlé revendique pour son prétendu modèle la faculté d'en obtenir une « très-forte compression et de la précision. » Une très-forte compression, voilà donc, enfin, une fois le mot propre ! mais est-ce à dire que les pinces de Charrière étaient dépourvues de ces deux qualités ? Eh bien, Messieurs, vous remarquerez qu'une partie des pinces de cette provenance portent sur la face interne de leurs mors des sillons creusés qui indiquent qu'elles étaient destinées à saisir et à conduire des épingles et des aiguilles ; nous vous laissons à penser s'il faut de la précision et une énergique compression pour y réussir. Alors où se trouve l'innovation ou l'amélioration qui légitimerait l'opinion d'un instrument nouveau? Pour mon compte, elle m'échappe entièrement.

Maintenant, si vous le permettez, nous allons, Messieurs, aborder la question de l'invention des pinces hémostatiques sous un autre point de vue. Pour bien marquer, sans doute, ses titres d'inventeur, et vous venez de voir ce qu'ils valent, M. Kœberlé ajoute ceci : « Je n'ai pas cru devoir modifier de-« puis la forme et les proportions (de ces pinces), qui ont été « d'ailleurs conservées par ceux qui les ont contrefaites (1). » C'est par ces derniers mots que M. Kœberlé nous fait entrer en scène personnellement. Vous avouerez que le tour choisi est délicat. Mais nous vous avons promis de dédaigner les invectives.

Or, quoique, ainsi que vous allez le voir tout à l'heure, nous ne soyons pas sans avoir fait subir aux pinces à pression continue de Charrière des modifications qui constitueraient plus sûrement une invention que la fameuse vis substituée par M. Kœberlé au tenon pour l'articulation des branches, et que les deux premiers degrés d'arrêt, dont nous sommes encore à nous demander les applications possibles, nous n'avons jamais eu, pour notre compte, la prétention d'avoir inventé la pince à anneaux, à arrêt et à pression continus. Nous avons fait mieux que cela : en nous servant, comme tout le monde, mais plus largement certainement que tous les autres, des pinces à pression continue pour obtenir l'hémostasie temporaire, nous avons le premier pratiquement, puis expérimentalement, découvert le moyen d'arriver à l'hémostasie définitive et à l'hémostasie préventive par le pincement. L'institution de la première nous préoccupait d'une façon toute particulière en vue de supprimer complétement la ligature, et nous continuons à affirmer qu'elle constitue par excellence un grand progrès en chirurgie. Aussi ne nous sommes nous pas borné à constater les faits que le hasard nous fit d'abord apercevoir pour l'hémostasie définitive. Nous avons interprété ces faits, nous les avons reproduits expérimentalement ; nous en sommes venu ensuite à pouvoir formuler certaines règles ; nous avons pu, enfin, arriver à présenter tout un corps de méthode complète, et c'est elle que nous avons exposée dans nos leçons de 1874.

Ainsi donc, si nous entreprenons devant vous la discussion

____

(1) *Loc. cit.*, p. 773.

du parallèle que notre contradicteur a cru devoir faire des pinces qu'il appelle de son modèle et de celles du nôtre, ce n'est pas pour revendiquer pour nous l'invention première de l'emploi d'une pince à arrêt et à anneaux pour arrêter le sang ; elle ne nous appartient pas plus qu'elle n'appartient au chirurgien de Strasbourg, et vous le verrez plus loin, mais c'est pour vous démontrer que, quand on y regarde de près et sans passion, rien de l'argumentation de M. Kœberlé ne peut rester debout. De toute cette campagne inique, il ne restera pour lui que le regret d'avoir employé d'inqualifiables procédés.

Maintenant, permettez-nous de vous rappeler en quelques mots l'histoire des pinces de notre modèle, que vous connaissez tous pour nous les voir employer sans cesse, et que plusieurs d'entre vous connaissent d'autant mieux qu'ils ont eu à les appliquer eux-mêmes sur les vaisseaux ouverts, en nous assistant dans nos opérations. Nous les avons fait construire en 1868 pour les substituer aux serres-fortes, que nous avions employées jusque-là concurremment avec la pince à verrou et avec la pince à pression continue de Charrière. Nous vous dirons, dans un paragraphe suivant, quels motifs nous portèrent à abandonner ces deux derniers agents d'hémostase. Depuis 1868, les pinces hémostatiques de notre modèle figurent avec l'indication de notre nom dans les catalogues des fabricants, dans celui de M. Guéride d'abord, et peu après dans celui de M. Mathieu.

Voici le modèle tel qu'il a été fait au début par M. Guéride et reproduit sur le premier dessin qui en fut donné dans son catalogue. M. Kœberlé serait fort empêché d'établir de la même façon l'état civil de celles qu'il prétend être siennes. Nous pouvons ajouter que, depuis cette même

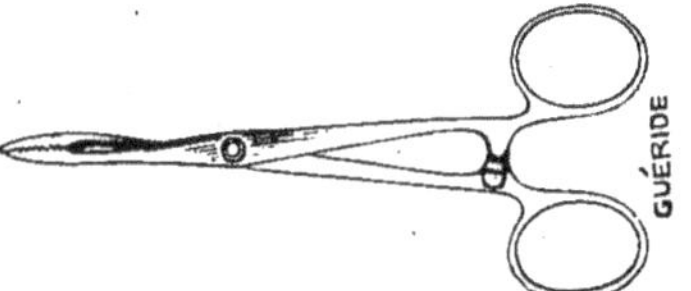

Fig. 27. — Pince hémostatique de notre modèle, d'après le cliché qui a figuré dès l'origine dans le catalogue de M. Guéride.

époque, nos pinces ont toujours été unanimement désignées, dans le commerce et par les chirurgiens qui les employaient, par notre nom. Enfin, nous pouvons dire, sans trop d'immo-

destie, que l'exemple que nous donnions des avantages que
l'on peut retirer de leur usage a si bien contribué à les vulgariser, qu'en quelques années il s'en est vendu un nombre
considérable.

A titre d'argument historique, permettez-nous encore de
vous rappeler que, peu de temps après et pour répondre aux
exigences de l'extension que nous donnions à la méthode
d'hémostase par pincement des vaisseaux, nous augmentions
notre arsenal de forcipressure d'un certain nombre de modèles nouveaux ayant une destination particulière: pinces à branches courbes (Mathieu), pinces à pression linéaire, dites en T,

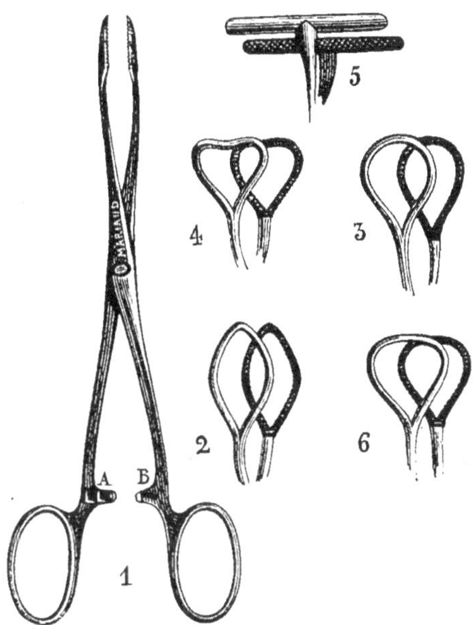

Fig. 28. — Divers modèles de pinces hémostatiques construites
sur nos indications :

1. Pince hémostatique ordinaire représentée ouverte ; — 2. Pince à mors en losange ;
3. en anneaux. — 4. en triangle ; — 5. à mors linéaires, dites en T ; — 6. en cœur.

pinces en cœur, en trapèze, pinces à transfixion, pinces à branches courbes articulées (Guéride). Presque tous ces derniers
modèles étaient destinés à faire de l'hémostasie préventive, et
quelques-uns seulement de l'hémostasie temporaire.

Voulez-vous savoir maintenant ce que M. Kœberlé pense des pinces fabriquées sur nos indications ? Écoutez :

« Ces pinces étaient mes pinces, il est vrai contrefaites et « estropiées. Les mors en sont d'une confection grossière et « ne pincent pas d'une manière régulière. L'articulation des « branches a été rendue mobile, ce qui est complétement « inutile ; la partie des branches comprise entre l'articulation « et les anneaux est trop mince, trop élastique, trop peu ré- « sistante ; l'encliquetage est à crémaillère ou à crochets ré- « ciproquement engrenés, ce qui rend moins facile leur « désarticulation et, par suite, l'enlèvement des pinces. L'encli- « quetage est disposé de telle sorte, qu'on ne peut pincer « que des objets réductibles à un ou deux millimètres au « plus. Les pinces contrefaites sont plus courbes ; elles se « faussent facilement dès qu'on veut pincer des parties rela- « tivement trop minces, mais, au fond, ce sont exactement mes « pinces quant à la forme, aux dispositions générales, à la « grandeur, etc. (1). »

Vous voyez que notre contradicteur ne nous ménage pas plus les mots désobligeants que les critiques. Peut-être re-- marquerez-vous que, de son aveu même, les différences si- gnalées par lui entre nos pinces et celles qu'il dit être siennes sont autrement nombreuses et importantes que celles qu'il vous a été donné de pouvoir entrevoir entre ces dernières et les pinces à pression continue de Charrière. Si ce que M. Kœ- berlé a fait relativement à la pince de Charrière suffisait à lui constituer un droit d'invention, à plus forte raison serions- nous fondé à nous considérer à notre tour comme un inven- teur. Mais, encore une fois, nous n'avons pas de telles pré- tentions. Ce qu'il y a de plaisant dans les lignes que nous venons de lire, c'est que le chirurgien de Strasbourg, tout en n'ayant pas assez de pitié pour ces pauvres pinces « estropiées », tient à les dire siennes. Comme ces pères trop tendres, il voudrait reconnaître ses enfants jusque dans les défauts qu'ils peuvent présenter. Les pinces construites sur nos indications

(1) *Loc. cit.*, p. 783 et 784.

sont détestables, et, malgré cela, M. Kœberlé ajoute : « Elles sont néanmoins à même de rendre de bons services, lorsqu'on ne s'en sert que pour pincer des tissus peu épais (1). »

Mais voyons un peu la valeur de ces critiques. « Nos pinces ne pincent pas d'une manière régulière. » Vous avez une épreuve bien simple à faire : comparez l'empreinte laissée par nos pinces et par celles de M. Kœberlé sur une membrane mince, ou même simplement sur une feuille de papier. — « L'articulation des pinces rendue mobile est inutile. » Pourquoi ? — « Nos pinces sont trop minces, trop élastiques, trop peu résistantes. » Nous répondrons à ce reproche plus loin ; suivant nous, ces qualités ne constituent pas un défaut, mais un avantage. « L'encliquetage à crémaillère est peu commode. » Nous l'avons choisi pour la raison inverse. La cheville de Charrière avec les deux trous portés par la branche opposée est peu facile à engager ; en outre, ce mode de contention a l'inconvénient de lâcher prise souvent dès que les branches des pinces sont un peu faussées, ce qui arrive fatalement et après peu d'usage. La crémaillère ne lâche pas. Dans son intention bien arrêtée de nous faire toujours venir après lui, M. Kœberlé a soin d'insinuer ailleurs qu'il avait lui-même essayé l'arrêt à dents s'accrochant l'une dans l'autre, mais qu'il dut l'abandonner comme insuffisant (1). En y regardant de plus près, on voit que ces dents appartenaient à une pince de Charrière antérieure à 1865. En outre, les deux dents en question ne forment qu'un double crochet, disposé face à face et ne fournissent qu'un degré de pression, tandis que nos crémaillères donnent une pression graduée à trois degrés. Aussi comprenez-vous l'injustice de cet autre reproche qu'on ne peut pincer avec nos instruments que des objets réductibles à un ou deux millimètres au plus. Cette injustice est d'autant plus criante que la pince de M. Kœberlé ne possède et ne peut donner qu'un seul degré de *pincement*, lorsqu'elle est serrée au cran forcé, l'arrêt aux deux premiers œillets ne pouvant produire, comme l'inventeur en convient

(1) *Loc. cit.*, p. 784.
(2) *Ibid.*, p. 774.

lui-même, que la *compression* de parties épaisses et réductibles à 7 ou à 3 1/2 millimètres au moins. Au contraire, ce
que dit notre contradicteur de l'extrême réductibilité que de-
vraient présenter les parties à pincer au moyen de nos pinces
est inexact. M. Kœberlé oublie, dans son raisonnement, de
tenir compte de la grande élasticité des branches de nos instruments, élasticité qu'il vient de condamner si durement il
n'y a qu'un instant, sans doute parce qu'il n'en avait compris
ni les avantages ni les applications. Vous avez, du reste, tous
les jours la preuve qu'on peut, sans inconvénient, pincer en
masse, à l'aide des instruments de notre choix, des parties
d'une épaisseur assez grande. Il en est de même des autres
arguments, et il serait vraiment puéril de prolonger davantage une telle discussion.

Voyons donc quels avantages M. Kœberlé attribue aux
pinces qu'il déclare de son invention. Il insiste surtout et principalement sur le mode d'encliquetage qu'il a adopté et qu'il
est bien forcé d'avouer n'être que celui de Charrière (1). Nous
avons déjà répondu en partie à ce point. Il décerne à cet encliquetage, pourvu de trois degrés d'accroc, sur une étendue
de 8 millimètres, la faculté de fournir une pression graduelle.
Mais, encore une fois, c'est là une affirmation absolument
inexacte. La pression ne peut être graduelle puisqu'il n'y a
qu'un seul degré de *pincement*, les deux autres points, fixes
et très-écartés, ne pouvant produire que de la *compression* uti-
lisable dans quelques cas seulement pour l'hémostase temporaire et d'atteinte. Au contraire, nos pinces donnent réellement le *pincement graduel* et à trois degrés. C'est pour cela
que nous avons fait placer trois crans aux cremaillères de nos
pinces, sur une étendue de 7 millimètres, afin d'étendre sensiblement cette faculté qui se trouve, en outre, considérablement accrue par l'élasticité fournie par nos branches légères
et flexibles, sans que, pour cela, elles perdent rien de leur
solidité, grâce à la disposition aplatie, dans le sens de l'effort
qui leur a été donnée. L'écartement, que nous obtenons ainsi,

____

(1) *Loc. cit.*, p. 774.

nous suffit pour comprimer en masse, sans trop les contondre, des organes réductibles, pourtant assez épais et relativement très-friables, la langue, par exemple. S'il nous faut agir sur des parties qui, pincées, conserveraient une grande épaisseur, nous nous bornons à comprimer directement les vaisseaux à leur entrée dans l'organe en les saisissant au milieu des tissus qu'ils traversent, sans nous astreindre à la précaution de ne pas saisir avec eux les portions de tissus qui les avoisinent immédiatement. Cela est sans inconvénient.

Ainsi notre contradicteur n'a pas vu ou n'a pas voulu voir que notre crémaillère, tout en se prêtant beaucoup mieux au mouvement d'accroc, conservait encore, par suite de sa longueur et de l'espacement des trois crans qu'elle porte, un jeu étendu pour le degré de pincement de l'instrument. De même, au lieu de ne vouloir voir dans l'élasticité de nos branches qu'un défaut, il aurait pu pourtant se douter de quelle manière elle devient ici une très-précieuse qualité. Il aurait pu s'expliquer encore comment il se fait que nos mors s'appliquent graduellement l'un sur l'autre, d'avant en arrière, ne se touchant que par leur extrémité antérieure, alors que la crémaillère n'est qu'au premier ou au second cran, et n'arrivent à se toucher par toute leur surface qu'au moment où la pince reçoit sa constriction maximum, au dernier cran.

§ 2. *Quel usage M. Kœberlé a-t-il fait des pinces hémostatiques ? — Les a-t-il jamais employées, avant la publication de nos leçons, dans un but autre que celui d'obtenir l'hémostasie temporaire et de nécessité ? — Dans quelle mesure les a-t-il utilisées pour l'hémostasie temporaire ?*

Nous croyons vous avoir prouvé qu'il est impossible de concéder à M. Kœberlé, comme il le voudrait, qu'il ait eu réellement la conception originale d'un modèle particulier de pinces construites dans un but déterminé.

Il nous reste à examiner maintenant l'usage que M. Kœberlé a fait des pinces à pression continue jusqu'à ces derniers temps ; à rechercher si, comme il le prétend, il les a véritablement employées d'une façon suivie et d'après un esprit de méthode ; — ou bien si, au contraire, il ne s'est pas borné à recourir à leur emploi dans un but d'hémostasie temporaire, pendant le cours de quelques opérations, les ligatures devant, à la fin, fournir le moyen d'arriver à l'hémostasie définitive ; à rechercher enfin, si dans les cas où M. Kœberlé a dû laisser à demeure, pendant un ou plusieurs jours, des pinces sur des vaisseaux divisés, il ne l'a pas toujours fait par contrainte et nécessité, en présence d'une impossibilité avérée, dans tous les cas, de placer des ligatures. En un mot, nous allons rechercher avec vous, dans toutes les observations publiées par le chirurgien de Strasbourg, si la forcipressure y figure à un autre titre que celui d'un procédé d'attente et purement accidentel ou si, au contraire, elle y est représentée comme offrant un ensemble de moyens, répondant à des indications diverses, distinctes et susceptibles d'être groupées pour former un corps de méthode complet et bien défini.

Pour entreprendre une telle discussion, il n'est pas possible de s'accommoder des quelques rares citations que M. Kœberlé a confusément produites en les empilant pêle-mêle dans son récent Mémoire. Entendez-le bien, Messieurs, nous ne voulons récuser *à priori* aucun des faits qui y figurent. Bien loin de là, nous sommes disposé à les examiner tous. Nous demandons seulement à les ramener, pour la commodité de la discussion, à un ordre méthodique, et cet ordre sera celui que nous avons déjà adopté dans nos leçons cliniques de 1874. Nous allons donc mettre successivement notre contradicteur en présence des trois variétés d'hémostase que nous avons décrites : hémostasie temporaire, définitive et préventive.

A. *Hémostasie temporaire.* — Vous avez vu dans celle de nos précédentes leçons, qui est consacrée à l'historique de la forcipressure, que l'idée d'obturer temporairement, au cours d'une opération, l'orifice d'un vaisseau divisé, au moyen d'un instrument compresseur destiné à être remplacé à la fin par une ligature, s'était présentée depuis longtemps à l'esprit des chirurgiens. M. Kœberlé nous dit que, dès 1862, et à l'imitation de M. le professeur Sédillot, qui employait les serres fortes dans ses opérations, notamment pour l'ablation des tumeurs du sein, il se servait, lui aussi, d'instruments semblables.

Mais ces serres-fortes étaient employées, cela n'est pas douteux, uniquement dans un but d'hémostase temporaire, et leur
détachement devait être suivi de l'application d'un fil à ligature. Comme il devient impossible pour M. Kœberlé de revendiquer sur ce point la moindre priorité, nous passons
outre. M. Kœberlé faisait, dès cette époque, à l'exemple de
M. Sédillot, de la forcipressure temporaire, et nous le reconnaissons volontiers ; reste à examiner de quelle façon il
la faisait et quel parti il savait en tirer ; c'est ce que nous verrons plus loin.

M. Kœberlé nous dit encore que, en cette même année 1862,
il eut l'idée, dans un cas de force majeure, en présence d'une
artère ovarique profondément située, qui donnait, au cours
d'une ovariotomie, et qu'il ne pouvait lier, de saisir cette artère
dans une pince à pression continue de Charrière (1). « Je me
suis servi, écrit-il, de quatre de ces pinces concurremment avec
des serres fortes jusqu'à 1865. » Vous vous rappelez que c'est
à la fin de l'année 1865, que M. Kœberlé déclare avoir imaginé la pince de son modèle et de son choix, bien qu'il n'ait
fait, tout au plus, que de se procurer un plus grand nombre
de pinces à pression continue de Charrière. « Je les appliquais
(les pinces) de préférence sur les tissus qui saignaient fortement, pour arrêter *momentanément* l'hémorrhagie, pour limi-
ter rapidement la perte de sang, *avant de placer les ligatures* (2). »

Ainsi, au commencement de 1866, et en prenant les faits
tels que M. Kœberlé nous les présente dans son Mémoire, il
y aurait eu trois ans que le chirurgien de Strasbourg se serait
exercé à la forcipressure temporaire. Il ajoute enfin que, depuis le 17 décembre 1865, il se trouvait en possession d'un
nombre suffisant d'instruments, qu'il avait même perfectionnés au point d'y voir une création nouvelle ; il le prétend, du
moins. Voyons donc, comme notre contradicteur nous y en-

(1) Mém. de M. Kœberlé, p. 772, des *Bull. de la Soc. de chir.*, et *in Opérat.
d'ovariotomie*, Paris, 1865, p. 61. Nous aurons à revenir sur cette observation,
à propos de l'hémostasie définitive.
(2) *Bull. et Mém. de la Soc. de chir.*, p. 772.

gage, quel parti, dès cette époque, il savait tirer des pinces pour l'hémostasie temporaire et avec quelle fréquence et quel succès il les faisait intervenir dans ses opérations, dans les relations desquelles il avertit que nous en retrouverons la trace « presque à chaque cas. »

Si vous voulez vous livrer à cet examen en parcourant les diverses publications dans lesquelles M. Kœberlé a plus particulièrement publié ses observations, la *Gazette des hôpitaux de Paris,* la *Gazette médicale de Strasbourg* et la *Gazette hebdomadaire,* vous ne tarderez pas à acquérir, comme nous, la conviction que le nombre des cas, dans lesquels notre contradicteur a mentionné l'emploi des pinces hémostatiques, pour obtenir l'hémostasie temporaire, loin de représenter la majorité, ne peut figurer qu'à titre d'exception, dans la somme. Et ce fait se trouve exact, non-seulement pour une période que l'on pourrait encore considérer comme un début, l'année 1866 par exemple, mais aussi pour les années suivantes, en 1867, en 1868, 1869.

Si, pour ne pas prolonger outre mesure cette discussion, nous prenons, au hasard, tout le groupe de faits réunis dans la collection annuelle d'une des publications dont nous parlions plus haut, le fait deviendra très-facile à saisir. Ainsi l'année 1869 de la *Gazette des hôpitaux* comprend un groupe de neuf gastrotomies pratiquées par M. Kœberlé depuis le 22 mai 1868, jusqu'au 5 octobre de la même année. Combien de fois, dans ce petit groupe, croyez-vous qu'il a été question des pinces et d'hémostase temporaire par forci-pressure ? Dans deux cas seulement (1). Dans tous les autres, il n'en est pas dit un mot. Et n'allez pas vous imaginer que ce silence correspond toujours à des cas simples et dans lesquels l'opérateur n'eut pas à lutter contre l'hémorrhagie soit en nappe, soit en jet. Vous vous tromperiez absolument. Ainsi, le 31 août 1868 (2), M. Kœberlé entreprend l'extirpation d'une tumeur fibro-cystique de l'utérus. La tumeur est vo-

---

(1) Observations d'ovariotomie publiées sous les n°ˢ LXIX et LXXIII, dans la *Gaz. des hôp.*
(2) *Gaz. des hôp.*

lumineuse ; elle présente, nous dit-il, des adhérences étendues et très-vasculaires dont le décollement ou la rupture lui
offrent de grandes difficultés. En pratiquant la libération de la
tumeur des organes voisins, il a à lutter si fortement contre
l'hémorrhagie que, les *pinces exceptées*, il a recours à tous les
moyens d'hémostase : ligatures en masse, partielles, faites
avec des fils métalliques, ligatures perdues faites de fils de
soie de Chine et même de fils de fer fin, cautère actuel et
clamp, badigeonnage au perchlorure de fer... Le chirurgien,
troublé sans doute, n'omit qu'une chose : le moyen sûr et
rapide par excellence, les pinces hémostatiques.

Mais, mettons que ce soit là une exception, soit qu'il y ait
eu omission ce jour-là de la part du chirurgien, soit que, pour
un motif quelconque, il se soit trouvé pris au dépourvu et
privé de ses pinces, et voyons quels services il sait en obtenir
et de quelle façon habile il s'en sert dans les deux observations où il nous dit qu'il y eut recours.

Voici les passages de la première observation (1), qui sont
le plus capables de nous éclairer. Il s'agissait d'une malade
portant une tumeur kystique sur chaque ovaire et un corps
fibreux sur l'utérus. « Les adhérences étaient tellement in-
times dans le bassin que les tumeurs ovariques ne formaient
qu'une seule masse avec la matrice et les parties voisines. Il
me semblait d'abord impossible de mener l'opération à bonne
fin ; mais, à force de persévérance, en divisant peu à peu les
adhérences entre *deux ligatures*, je parvins à me débarrasser
de l'ovaire droit. L'ovaire gauche fut attaqué de la même manière ; il fut enlevé en deux portions et excisé intégralement.

« L'hémorrhagie fut arrêtée soit à l'aide de pinces maintenues momentanément sur les parties saignantes, soit à l'aide
du perchlorure de fer appliqué avec le bout du doigt, soit par
cautérisation linéaire au fer rouge par l'intermédiaire d'un
clamp, soit enfin par la ligature en masse des gros vaisseaux
par du fil de soie de Chine. Une dizaine de ligatures furent
ainsi faites. Les extrémités des fils et les tissus liés furent

____

(1) Observation LIXX : Ovariotomie double avec corps fibreux de l'utérus,
in Gaz. des hôp., année 1869, p. 78.

divisés tout près de la ligature. Par surcroît de précaution, on cautérisa au fer rouge les tissus des plus grosses ligatures. »

Vous reconnaîtrez que, dans ce cas, l'opérateur ne paraît pas avoir su obtenir des pinces une action ni bien rapide, ni bien efficace au point de vue de l'hémostasie temporaire et qu'il n'a aucunement songé à utiliser leur intervention pour obtenir l'hémostasie préventive, au moment de rompre les adhérences vasculaires. C'est aux ligatures qu'il a recours. La perte de sang totale subie par la malade, pendant la durée de cette opération, est évaluée à 2,000 *grammes* par M. Kœberlé !

Passons à la seconde observation, datée de l'année 1868, dans laquelle le chirurgien indique qu'il s'est servi des pinces hémostatiques. Cette opération fut pratiquée le 7 août et figure sous le n° LXXIII de la série (1). Il s'agissait d'un kyste de l'ovaire. « Des adhérences abdominales et épiploïques très-fortes et très-vasculaires donnèrent lieu à une hémorrhagie grave que l'on eut beaucoup de peine à faire cesser. L'hémostase de la paroi abdominale fut *partiellement* obtenue à l'aide de mes pinces et de la *cautérisation au fer rouge. L'hémorrhagie persistant toujours* sur une assez large surface, *malgré tous les moyens employés pour l'arrêter*, on eut recours à *la filopressure...* Les parties saignantes de l'épiploon furent comprises dans une ligature perdue. » La perte du sang indiquée est d'*un kilogramme*.

Vous conviendrez que ces deux seuls exemples, qu'il nous est possible de découvrir dans la pratique d'une année entière d'un chirurgien qui a toujours eu la précaution de soigneusement recueillir les moindres détails des opérations auxquelles il s'est livré, ne sont pas faits pour donner une haute idée de la puissance du procédé hémostatique employé ou, du moins, de l'habileté avec laquelle ce procédé, que nous savons être excellent, a été conduit. Peut-être M. Kœberlé eût-il gagné à ne pas renvoyer à ses premières publications et à ne pas tenter votre curiosité, surtout si on réfléchit que, d'après son dire,

(1) *Gaz. des hôp.*, p. 254.
(1) Publiée *in Gaz. des hôp.*, année 1869, p. 254.

il aurait eu déjà, en 1868, au moins six années d'expérience de la forcipressure.

Mais, puisque le chirurgien de Strasbourg nous a présenté toute sa pratique passée comme un témoignage en sa faveur, en nous conviant à y rechercher les éléments de notre édification, qu'il nous accuse très-durement d'avoir beaucoup trop de peine à former, examinons, au moyen d'autres groupes d'opérations, s'il y a réellement, de notre fait, incrédulité coupable et parti pris condamnable.

Le 26 novembre 1866, en pratiquant une ovariotomie, M. Kœberlé rencontre une large « adhérence épiploïque qui renfermait des vaisseaux volumineux. Elle fut divisée par le cautère actuel (1). » Il n'est pas question des pinces, ni comme moyen d'hémostasie temporaire, ni comme procédé d'hémostasie préventive pour séparer l'épiploon de la tumeur.

Le 21 septembre 1867, M. Kœberlé tente d'extirper par la gastrotomie une volumineuse rate hypertrophiée. Les parois abdominales incisées, il s'assure, en engageant la main, que les adhérences qui existent ne sont pas « de nature à contre-indiquer l'opération. » Il lie une petite portion du grand épiploon ; pareillement il lie en six ou sept portions les vaisseaux de la scissure de la rate ; à part, il lie encore l'artère splénique et la veine splénique principale. La partie supérieure de la rate adhérait sur toute sa surface au diaphragme ; elle fut détachée, non sans difficulté, et la rate extirpée. Voici maintenant, décrit par l'auteur lui-même, le tableau de l'hémostase. Il n'est question nulle part des pinces hémostatiques, et l'auteur n'a pas plus écrit leur nom dans le courant de l'observation que dans les réflexions dont il l'a fait suivre.

« Pendant le cours de l'opération, il se perdit une quantité très-considérable de sang ; les moindres vaisseaux, *notamment ceux de l'incision abdominale*, continuaient à saigner en nappe... Les lèvres de l'incision abdominale paraissaient noirâtres. Les adhérences déchirées du diaphragme fournissaient du sang en nappe en grande quantité. L'opérée pouvait être

____

(1) *Gaz. hebdom.*, année 1867, n° 7, p. 97.

considérée comme perdue. Il était impossible de songer à lier, tant à cause de la profondeur de la concavité du diaphragme au-dessus du rebord des côtes (10 centimètres environ), que de la multiplicité des petits vaisseaux qui saignaient. Je portai en vain une éponge imbibée d'alcool à 40° contre les surfaces saignantes. L'hémorrhagie se continuait, quoique moins forte. La respiration devenait embarrassée. Je pris alors le parti de refouler les viscères abdominaux contre la surface saignante pour exercer une compression sur les vaisseaux, et de réunir l'incision après avoir coupé ras tous les fils de ligature, et après avoir épongé autant que possible la cavité abdominale..... La perte de sang a été de 3 *kilogrammes* environ ! « La malade succomba quelques instants après la fin de l'opération, et, à l'autopsie, on trouva encore « un épanchement de 500 *grammes* de sang dans la région qui avait été occupée par la rate (1) . »

Ainsi pas de pinces ; des ligatures qu'on ne peut suffire à placer, tant sont nombreux les vaisseaux qui saignent, en désespoir de cause, une éponge imbibée d'alcool à 40°, dont l'action reste insuffisante, et M. Kœberlé veut que nous concluions de là qu'il savait, dès cette époque, qu'il suffisait d'appliquer des pinces hémostasiques pendant 10 à 15 minutes sur des vaisseaux de petit calibre pour obtenir l'hémostasie définitive ! La vérité est qu'il ne sut même pas se procurer une hémostasie temporaire !

Faut-il multiplier ces exemples? Mais ils foisonnent dans les observations de M. Kœberlé. Si cet auteur a pu, pour les besoins de sa cause, en détacher quelques passages qui, isolés, deviennent ambigus, et qui ont trait tout au plus à l'hémostasie définitive faite par nécessité, au moyen d'une pince laissée à demeure, parce qu'il y avait impossibilité de lier, on acquiert vite, en le lisant, la certitude qu'il n'a, pendant longtemps, employé qu'avec une extrême rareté et la plus grande parcimonie, la forcipressure temporaire et qu'il était surtout très-loin de soupçonner tous les avantages inappréciables que

_____

(1) L'observation complète *in Gaz hebdom.* du 25 oct. 1867, n° 43, p. 680.

l'on peut retirer de son usage généralisé et constant. S'il en
était autrement, notre contradicteur ne se fût pas hasardé à
dire, comme il l'avance dans son dernier mémoire (1), qu'on
peut, à l'aide « de 15 à 20 pinces » suffire aux exigences « des
opérations les plus compliquées, » et à ajouter que les autres
chirurgiens qui en emploient un plus grand nombre n'ont
d'autre but que d'établir une mise en scène de mauvais aloi.
Cette critique malveillante recèle en elle-même la véritable
condamnation de celui qui l'a émise.

Dans ce même mémoire, M. Kœberlé parait compter plus
encore sur le témoignage de M. le docteur Révillout, qui le vit
opérer, à Strasbourg, dans le courant de 1868, que sur la
lecture de ses propres observations, pour entraîner la conviction. Voici le passage de l'article (2) de M. Révillout, tel que
nous l'avions déjà cité : « L'ovariotomiste saisit la surface saignante *à l'aide d'une pince à pansement semblable à celle de
Charrière*, et qu'un écrou (3) maintient fixée au cran voulu...
Une dizaine de pinces de cette espèce furent fixées ainsi à la
surface interne de la paroi abdominale, chez une des malades
opérées devant nous pendant que nous étions à Strasbourg,
et leur application, qui arrêta parfaitement l'écoulement sanguin, fut des plus faciles et des plus promptes. »

Vous remarquerez, dès à présent, Messieurs, que le rédacteur de l'article se borne à indiquer que l'application des
pinces arrêta parfaitement l'hémorrhagie, ce qui ne peut
faire doute pour personne, sans ajouter si leur ablation fut
suivie ou non de ligatures. Vous remarquerez également que
M. Révillout, qui note l'application d'une dizaine de pinces,
ne dit pas davantage s'il s'agissait d'un cas à peu près simple
ou très-compliqué. Il a vu, en 1868, le chirurgien strasbourgeois employer des pinces analogues à celles de Charrière,
mais c'est tout ce que l'on peut déduire de cette citation. Rien
n'y indique, comme M. Kœberlé voudrait le faire entendre,

(1) *Bull. et Mém. de la Soc. de chir.*, p. 778.
(2) *Gaz. des hôp.*, 1868, n° 75, p. 297.
(3) M. Kœberlé conteste l'exactitude du mot *écrou* qu'il dit avoir été im-
proprement employé par M. Révillout. Il eût voulu le mot « encliquetage. »
Cette nuance est sans intérêt, quant au fond.

que ce chirurgien eut, dès cette époque, méthodisé le procédé d'hémostase par la forcipressure, même à l'état temporaire. Au contraire, tous les faits que nous vous avons cités, et d'autres très-nombreux que nous pourrions vous produire encore, prouvent l'inverse. Mais comme il deviendrait aussi fastidieux qu'inutile de prolonger plus longtemps cet examen, nous vous demandons, pour terminer, la permission de mettre sous vos yeux un relevé des plus significatifs, qui émane de notre contradicteur lui-même.

Vous nous avez vu, à maintes reprises, et notamment dans les gastrotomies les plus graves et les plus compliquées, employer la forcipressure pour obtenir l'hémostasie, et vous savez à combien peu de chose se réduit la perte de sang, même dans les opérations les plus prolongées. Il est vrai que vous n'avez pas été sans vous apercevoir du soin et de la hâte que nous apportons à appliquer nos pinces, dès l'apparition d'un écoulement du précieux liquide. Que pensez-vous de la pratique d'un chirurgien qui se dit habile et passé maître à manier les pinces hémostatiques et dont les pertes de sang se chiffrent, par les nombres, que vous allez entendre, dans l'exécution d'une même opération? Ces nombres, nous vous en avertissons, sont tirés des tableaux statistiques publiés par M. Kœberlé (1) lui-même, en 1869, par la plume de son chef de clinique, M. le docteur Taule, pour établir l'histoire des 120 premières ovariotomies qu'il a pratiquées.

Nous découvrons, par l'analyse de ce tableau, que 33 malades seulement sur 120, soit un quart, n'ont perdu qu'un poids de sang inférieur à 100 *grammes;* que 58 autres ont perdu entre 100 et 500 *grammes;* que 7 ont perdu environ 500 *grammes* du même liquide; que chez 12, la perte a varié entre 500 et 800 *grammes;* chez sept, entre 1,000 et 1,500 *grammes;* qu'une a perdu 1,800 *grammes* et deux autres *plus de* 2,000 *grammes!* Vous vous rappelez que la première splénotomisée de M. Kœberlé, en tenant compte du sang qui fut trouvé épanché à l'autopsie, avait fait une perte sanguine évaluée à

______

(1) *In.* Ch. West., *Leç. sur les mal. des femmes,* traduction de Mauriac. Note communiquée, p. 715, Paris, 1870.

au moins 3,500 *grammes* ! Sont-ce là des résultats véritablement en rapport avec les ressources et la certitude que fournit un emploi bien entendu des pinces pour obtenir l'hémostase temporaire ? Aucun de vous, qui êtes familiarisés avec l'usage de ce procédé si simple et si sûr, ne voudrait l'affirmer, pas plus que nous-même. Voulez-vous un autre argument ? M. Kœberlé déclare que ce qui doit détourner d'aborder l'ablation des gros fibrômes sous-péritonéaux de l'utérus par la gastrotomie, c'est *la crainte de ne pouvoir se rendre maître des hémorrhagies*. Et, de fait, si vous prenez connaissance des opérations de ce genre entreprises par ce chirurgien, et qui sont relatées dans la thèse de M. Cathernault, vous voyez que toutes ses opérées sont mortes des suites de cet accident. Bel exemple d'un judicieux emploi du pincement !

Un dernier point nous reste à traiter avant d'en avoir complétement fini avec l'hémostasie temporaire par la forcipressure. M. Kœberlé qui, dans tout ce débat, a paru vouloir se poser en légitime inventeur, en ancien et en maître, dont on aurait cherché à se parer des dépouilles, M. Kœberlé insinue que les serres fortes qu'il tenait, lui, de la pratique de M. le professeur Sédillot, n'étaient même pas connues de moi « très-probablement » avant l'année 1868, en août. Et pour donner une plus grande apparence de vérité à cette insinuation, mon contradicteur a pris la peine de paraître compulser mes premières observations. Naturellement, ce faisant, M. Kœberlé a eu le soin d'omettre de voir ce qui pouvait le gêner. .

Or, Messieurs, voici les dates de mes premières opérations de gastrotomie : 1er novembre 1863 ; 2 juillet 1865 ; 1er août 1865 ; 3 juillet 1866. Eh bien, dès cette quatrième opération, c'est-à-dire moins de deux ans après mon début, je me servais déjà des serres-fortes ou pinces presse-artère, comme en fait foi la mention spéciale qui se trouve dans notre quatrième observation, et le dessin des pinces dont je me me servais alors, qui y figure intercalé dans le texte (1). Notre contradicteur est d'autant moins excusable d'avoir commis cette omission, que l'on

(1) Voyez *Ovariotomie et splénotomie*, p. 52, Paris, 1869.

serait tenté de croire calculée, qu'il a su fort bien retrouver cette même figure, quand il s'est agi de la plaisanter quelques lignes plus loin, dans son Mémoire, en se trompant sur la date à laquelle nous avions employé ces instruments pour la première fois. « M. Péan les avait adoptées (les pinces presse-artères) également à cette époque (août 1868), à mon exemple, mais en faisant élargir les mors que j'avais fait retrécir pour obtenir plus de précision dans le pincement, et en faisant percer d'un trou, invention admirable, l'extrémité qu'il a enrichie d'un anneau remorqueur à travers lequel il passait le fil que je me contentais de faire passer entre les deux branches pour retenir ces instruments en toute sécurité afin de ne pas les égarer dans la cavité abdominale (1). » Vous conviendrez, Messieurs, que ces railleries de notre adversaire sont plus qu'injustes et qu'elles dépassent toute mesure. Mais leur exagération même ne nous déplaît pas. Elle ne fait que mieux ressortir l'iniquité de la cause qu'il entreprend, et prouve son peu d'érudition, comme le démontre la figure tirée de Porter et reproduite plus haut, p. 15. Cette figure indique que déjà ce chirurgien passait le fil comme le chirurgien de Strasbourg paraît s'imaginer que j'ai été le premier à le faire. Sur qui retombe maintenant son admirable plaisanterie?

(1) *Bull. et Mém. de la Soc. de chir.*, p. 702.

SIXIÈME LEÇON

B. *Hémostasie définitive*. — Vous venez de voir dans quelles limites étroites M. Kœberlé paraît avoir recouru, non-seulement au début, mais encore à une période beaucoup plus avancée de sa pratique, aux pinces pour obtenir l'hémostasie temporaire. En laissant de côté ses affirmations pour ne s'en tenir qu'aux faits, qui sont contenus dans les observations mêmes auxquelles il nous renvoie, on se convainc qu'il n'a toujours découvert dans leur emploi qu'un expédient commode, dont il apprécie, d'ailleurs, assez bien les services qu'on est en droit d'en attendre au cours de certaines opérations, quand il faut ménager le sang des malades ou éviter la pénétration de ce liquide dans certaines cavités, celle du péritoine, par exemple, dans la gastrotomie, mais que tout indique qu'il n'a jamais entrevu, dans ce qui ne fut toujours pour lui qu'un simple procédé, la matière d'une méthode susceptible de recevoir des applications générales et d'acquérir, pratiquement, une rigueur absolue.

Malgré ce que pouvaient avoir de très-gênant pour lui ces preuves écrites, notre adversaire comprenant enfin, après la publication en fascicules de nos leçons de 1874 et le retentissement qu'elles obtinrent, toute la valeur et toute la portée du pincement des vaisseaux que nous avions élevé à la hauteur d'une méthode complète et si sûre qu'elle permettait non-seulement d'obtenir l'hémostase temporaire, mais encore l'hémostase définitive, en supprimant la ligature; notre adversaire, disons-nous, qui ne s'était pas laissé arrêter par l'usage aussi peu sagace que peu efficace qu'il avait fait de la première, n'a pas hésité davantage à réclamer pour lui la priorité de la conception et de l'application de la seconde. Que disons-nous? la priorité! Il ne saurait même pas s'agir de cela, à entendre M. Kœberlé. « Je ne dis pas mes droits de priorité, écrit-il, parce qu'il n'y a pas eu invention successive ou simultanée, mais mes droits de propriété exclusive (1). » Vous le voyez, Messieurs, la prétention n'est pas mince ; notre adversaire nous met absolument hors de cause ; c'est son invention, son procédé pratique ; pour nous, il ne resterait qu'un honteux plagiat dont nous nous serions rendu coupable avec une audace inouïe! Examinons donc les faits, recherchons le plagiaire et que le coupable demeure confondu.

Il faut distinguer, quand on parle d'hémostasie définitive, sur quel ordre de vaisseaux on l'obtient. S'agit-il de vaisseaux d'un très-petit calibre et se rapprochant sensiblement des dimensions des capillaires, vous arriverez par n'importe quel moyen, au moins dans le plus grand nombre des cas, à y interrompre définitivement le cours du sang. L'action du froid, une simple exposition à l'air de quelques instants, peut suffire à procurer ce résultat. Faut-il, au contraire, arrêter l'écoulement sanguin fourni par des vaisseaux ayant quelque importance, présentant le diamètre d'une plume de corbeau, par exemple, et à plus forte raison celui des grosses artères de l'économie, alors vous n'y parviendrez qu'au moyen d'un agent véritablement puissant, qui sera, si vous voulez, la ligature, la torsion, le pincement, mais qui sera toujours un agent bien déterminé et dont l'action sera maintenue pendant un temps plus ou moins long.

Dès lors, que M. Kœberlé se soit abstenu d'appliquer des ligatures sur des capillaires divisés ou sur des vaisseaux de peu d'importance qui étaient restés comprimés pendant quelques minutes par des pinces et qui ne saignaient plus au moment où il venait à retirer celles-ci, il n'y a rien là que de

______

(1) *Bull. et Mém. de la Soc. de chir. de Paris*, t. II, p. 784.

fort naturel. Que ce chirurgien ajoute qu'en agissant ainsi, il faisait de l'hémostasie définitive, nous n'en disconvenons pas et nous reconnaissons volontiers qu'on trouve la trace d'une telle pratique dans quelques-unes de ses observations. « Après la ligature du pédicule, écrit M. le docteur Taule (à l'article *Hémostase définitive* de la note qu'il a rédigée, à la fin de 1869, sur le *Manuel opératoire de l'ovariotomie*, suivi par son maître, M. Kœberlé), on enlève les pinces laissées à demeure sur les parties saignantes, que l'on tient le plus souvent exposées pendant quelque temps au contact de l'air (1). »

Mais cette pratique si simple et d'une exécution si facile et si sûre est-elle invariablement suivie par M. Kœberlé dans tous les cas et lui paraît-elle répondre à tous les besoins ? Notre contradicteur voudrait bien le donner à entendre aujourd'hui, et pourtant voilà ce qu'ajoutait, immédiatement après, l'auteur fort explicite de la note que nous venons de désigner : « Lorsque l'hémorrhagie se reproduit, on place des *ligatures* sur les parties qui peuvent être retenues au dehors, et l'on *cautérise au fer rouge* les parties profondes, ou l'on y jette des *ligatures perdues. On peut aussi faire cesser l'hémorrhagie des petits vaisseaux en les comprimant légèrement pendant quelques instants avec la pulpe du doigt enduite d'une solution de perchlorure de fer à 40° (2).* » Vous venez d'entendre dans son entier tout le paragraphe consacré à l'hémostase définitive et vous conviendrez que même pour l'hémostase dans les capillaires, — car il ne peut s'agir d'arrêter le cours du sang dans un vaisseau d'un certain diamètre par la compression du doigt enduit de perchlorure de fer, — l'intervention très-efficace des pinces hémostatiques n'y apparaît ni d'une façon bien prépondérante, ni à l'état d'un procédé bien sûr, et d'une application tout à fait générale. C'est pourtant tout ce que vous pourrez découvrir dans cette note et c'est là ce qu'il y a de plus significatif dans tous les écrits de M. Kœberlé antérieurs à 1876.

(1) Ch. West, *Leç. sur mal. des femmes*, traduct. de Ch. Màuriac. Appendice et notes, p. 709. Paris, 1870.
(2) *Ibid.*, p. 709 et 710.

Que faut-il penser lorsque M. Kœberlé, qui tire un si médiocre parti des pinces hémostatiques pour arrêter le sang dans les vaisseaux du plus petit calibre, vient déclarer qu'il s'en sert avec non moins d'avantages, depuis 1867, pour obtenir l'hémostase définitive dans les vaisseaux les plus volumineux? Ici, notre adversaire a eu recours à un subterfuge que nous livrons à votre appréciation. Il émet une affirmation, sans plus parler de ses observations publiées où il ne serait pas possible de rien découvrir de semblable. Mais, en trois circonstances différentes et à des époques éloignées, s'étant trouvé en présence de volumineux vaisseaux qui donnaient et qu'*il lui était matériellement impossible de lier*, *comme il l'eût désiré faire*, il se décida, en désespoir de cause et en présence d'un péril prochain, à les saisir dans des pinces et à laisser celles-ci à demeure, une fois pendant *six* jours et une autre fois pendant *deux*. C'est sur ces trois faits isolés et qui sont tout à fait exceptionnels dans sa pratique que M. Kœberlé appuie ses prétentions. Or, chacun de ces faits est antérieur à l'année 1867, époque à laquelle notre contradicteur prétend avoir commencé à appliquer d'une façon courante l'hémostase définitive par les pinces, et précisément, depuis ce temps, on n'en trouve plus trace dans les observations qu'il a publiées, ce qui ne l'empêche pas de dire aujourd'hui : « En 1867, j'ai appliqué ainsi mes pinces d'une manière courante, non plus seulement pour l'hémostase temporaire, mais pour l'*hémostase définitive* sans intermédiaire. Les ligatures des vaisseaux étaient devenues *excessivement rares* (2). »

« En 1866, a-t-il eu le soin de dire un peu avant dans le même Mémoire (3) et pour se préparer la voie, je n'osais encore recourir que très-timidement à l'usage de mes pinces, qui, ayant été construites en vue de la gastrotomie, furent, je le répète, d'abord appliquées aux parties saignantes de la paroi abdominale, de l'épiploon, etc., pour arrêter vite l'hé-

---

(1) *Bull. de la Soc. de chir.*, t. II, p. 777.
(2) Nous aurons à examiner plus loin le crédit qu'il est juste d'accorder à cette dernière assertion.
(3) *Bull. de la Soc. de chir.*, p. 774.

morrhagie avant de procéder à l'hémostase définitive à l'aide
de ligatures, parce que je n'avais pas alors confiance dans
leur action définitive, quand même l'hémorrhagie paraissait
être arrêtée d'une manière parfaite. »

En regard de ces affirmations produites par M. Kœberlé
à la fin de l'année 1876 pour les besoins de sa cause, nous
allons vous rappeler ce qu'écrivait sous ses yeux, à la fin de
1869, son chef de clinique, M. le docteur Taule :

« Dès que l'anesthésie est complète, on incise les tissus, en
ayant soin de comprimer, à mesure qu'on les coupe, les vaisseaux qui donnent du sang. Cette compression momentanée,
qui suffit dans la plupart des cas pour arrêter l'hémorrhagie,
est pratiquée par M. Kœberlé à l'aide de pinces à pression
continue d'un modèle spécial, qu'on laisse à demeure, *jusqu'à
ce qu'on soit en mesure d'effectuer l'hémostase définitive* (1). »
Or, vous n'avez pas oublié comment, dans le paragraphe consacré dans la même note à l'hémostase définitive, et que nous
vous avons déjà cité plus haut, on obtient cette hémostasie
définitive : « Lorsque l'hémorrhagie se reproduit, y est-il dit,
on place des *ligatures* sur les parties qui peuvent être retenues
au dehors, et l'on *cautérise au fer rouge* les parties profondes,
ou l'on y jette des *ligatures perdues* (2). » Ce passage contredit
déjà suffisamment, vous le voyez, cette affirmation donnée
par M. Kœberlé, concernant sa pratique dès 1867 : « Les ligatures des vaisseaux étaient devenues excessivement rares. »

Maintenant, voulez-vous savoir, dans les trois seuls cas où
il l'ait fait pour de gros vaisseaux, dans quelles circonstances
M. Kœberlé a laissé des pinces à demeure pendant un temps
plus ou moins long? Vous jugerez par là si c'était de sa part
le résultat d'un raisonnement suivi, l'application d'une méthode préconçue, ou, au contraire, la conséquence d'une
nécessité fortuite et imprévue, un expédient commandé par
une force majeure.

La première fois, ce fut en 1862, à une époque où, même
d'après les prétentions qu'il exprime aujourd'hui, notre ad-

---

(1) Ch. West, *Leç. sur les mal. des femmes*, p. 708.
(2) *Ibid.*, p. 709.

versaire n'avait pas encore songé à appliquer les pinces à pression continue à l'hémostase. « Ayant dû arrêter une hémorrhagie de l'artère ovarique *profondément située*, je fis usage d'une pince à anneaux de Charrière, munie d'un arrêt à dents... La pince fut maintenue en place et se détacha *spontanément* le sixième jour (1). »

La seconde fois, en 1866 : « J'avais ouvert, dit-il, au cours d'une opération césarienne, de très-larges sinus utérins en plusieurs points en faisant l'incision. *Comme il n'était pas possible d'appliquer des ligatures*, les vaisseaux qui avaient été maintenus momentanément par la pression des doigts furent saisis en masse par des pinces à cliquet qu'on laissa à demeure. Les pinces appliquées sur les vaisseaux utérins furent enlevées au bout de deux jours (2). » Voici maintenant le troisième fait : « La même année (1866), en enlevant une tumeur ganglionnaire du creux axillaire, une veine très-volumineuse du têtre divisée presque au ras de la veine axillaire. *Il fut impossible d'appliquer une ligature.* La veine put être saisie à l'aide d'une de mes pinces qui demeura en place pendant vingt-quatre heures. »

Ces trois cas exceptés, et vous noterez que M. Kœberlé n'omet pas de les produire lui-même, bien qu'ils soient tous antérieurs à l'époque (1867) où il prétend avoir eu la notion d'une méthode complète d'hémostase fondée sur l'emploi des pinces, vous ne trouverez plus rien dans les observations publiées par ce chirurgien, qui se rapporte à l'hémostase définitive des gros vaisseaux obtenue par le pincement. Vous remarquerez encore que, dans les trois cas, si ce chirurgien eut recours aux pinces laissées à demeure, ce ne fut jamais, en dépit de l'insinuation qu'il produit tardivement dans son Mémoire de 1876, et qui constitue un argument au moins aussi fragile qu'il est un procédé déloyal ; ce ne fut jamais, disons-nous, que devant un danger très-pressant et après

(1) *Bull. de la Soc. de chir.*, t. II, p. 772, et Kœberlé, *Op. d'ovariot.* Paris, 1865, p. 61.

(2) *Relation d'une opération césarienne pratiquée avec succès.* Strasbourg, 1866, p. 11.

l'impossibilité bien reconnue d'appliquer une ligature, celle-ci restant toujours, ainsi que nous vous le démontrerons bientôt, avec le fer rouge, les seuls procédés d'hémostase définitive.

Au moins, dans ce Mémoire de revendication violente qu'il produit à la fin de 1876, deux années après que nous avons publié nos leçons sur ce sujet, M. Kœberlé comprend-il bien par quel mécanisme les pinces appliquées sur l'extrémité divisée des vaisseaux peuvent produire l'hémostase? Eh bien! non, Messieurs, l'explication qu'il donne du phénomène n'est pas la vraie, elle a le tort de n'être aucunement physiologique, partant pas acceptable. Il est vrai que, nous-même, nous avions omis de nous expliquer sur ce point dans nos leçons, et sans doute le défaut de pratique de la méthode, de la part de M. Kœberlé, ne lui a pas permis de suppléer par une suffisante observation à notre silence. Suivant lui, « le pincement excessif des pinces *dessécherait* en quelque sorte la partie comprimée, ferait cesser dans un espace de quinze à vingt minutes, d'une manière définitive, l'hémorrhagie des vaisseaux de petit et de moyen calibre, et permettrait de faire rapidement la plupart des opérations sans recourir à une seule ligature (1). » C'est ce même mécanisme qu'il explique encore de la même façon, quelques pages plus loin : « Ayant aperçu que sous l'influence d'une compression forte, à même de *dessécher* les tissus, les vaisseaux, même volumineux, cessaient définitivement de donner du sang au bout d'un quart d'heure, d'une demi-heure, je m'enhardis..., etc. (2). »

Qu'est-ce donc, Messieurs, qu'une partie *desséchée*, si ce n'est une portion de tissu frappée de mortification et destinée par cela même à être éliminée après qu'elle aura subi, sur les points de la périphérie qui la relient encore aux tissus restés vivants, ce travail ulcératif que nous voyons toujours précéder le détachement de l'eschare? Et vous admettriez que pendant qu'un tel travail se produit dans l'épaisseur d'une plaie, on put obtenir la réunion par première intention! De même il

(1) *Bull. de la Soc. de chir.*, t. II, p. 769.
(2) *Ibid.*, p. 775.

serait possible que le détachement d'un nombre parfois
énorme de ces petites eschares venant à se faire à l'intérieur
de la cavité péritonéale, lorsqu'il a fallu appliquer, par exemple, un nombre considérable de pinces hémostatiques sur les
feuillets séreux au cours d'une gastrotomie compliquée, restât
sans résultat sur les suites de l'opération? Franchement, ceci
est plus qu'inadmissible et dit assez que l'explication proposée
ne vaut rien.

Mais vous avez remarqué comme nous que, lorsqu'on a appliqué des pinces, fût-ce pendant quelques minutes seulement,
sur des tissus très-vasculaires, la surface pincée apparaît bru-
nâtre et comme ecchymosée au moment où on vient à détacher la pince. Ce phénomène est surtout fort apparent sur
les lèvres de section de la peau, parce que la coloration
blanche de celle-ci fait mieux ressortir la coloration brune de
l'ecchymose. Or, que s'est-il donc produit? Que signifie ce
point noir, qui se reproduit toujours, si méticuleuse qu'ait été
la propreté des mors de la pince au moment où celle-ci a été
appliquée et serrée? Il signifie que, en même temps que l'at-
trition des tissus a été produite par la compression et par le
mâchement déterminés par l'instrument, une extravasation de
sang, qui s'est aussitôt coagulé, s'est faite dans les tissus saisis.
Par le même mécanisme, les tuniques des vaisseaux, au moins
la moyenne et l'interne, ont été rompues et brisées et se sont
recroquevillées en remontant du côté du centre, contribuant
ainsi à affermir l'obturation. Ainsi, rupture des tuniques
des vaisseaux, formation d'un caillot par le sang extravasé
sous l'effort de la pression, caillot qui est susceptible de subir
plus tard et rapidement la résorption, tels sont les deux phé-
nomènes initiaux qui assurent l'hémostase définitive dans les
vaisseaux de petit et de moyen calibre après une pression par
les pinces de quelques minutes.

Le mécanisme de l'hémostase définitive des gros vaisseaux
obtenue à l'aide des pinces seules est encore le même; mais là,
en raison du calibre du vaisseau, il faut faire intervenir un
troisième phénomène, et c'est pour cela qu'il est nécessaire de
maintenir les pinces pendant un temps plus long. Comme

la petite surface représentée par les mors de la pince n'est
plus dans un rapport suffisant avec l'étendue des parois
du vaisseau à saisir, comme aussi sa force de compression
n'est pas davantage en rapport avec la résistance beaucoup
plus grande que présentent les tuniques qui forment les
parois d'un gros vaisseau, et que, en conséquence de ces
conditions, il résulte que l'ecchymose et l'extravasation du
sang, qui devrait former le caillot externe au vaisseau, ne
peuvent ni être obtenues aussi facilement, ni surtout sur une
étendue en rapport avec le volume du vaisseau, ce qu'il serait
d'ailleurs défectueux de tenter, il faut déterminer l'oblitération de la lumière par un mécanisme particulier. C'est pour
cela que vous nous voyez laisser alors la pince en place pendant un temps suffisant pour qu'un caillot se forme à l'intérieur du vaisseau, au-dessus du bouchon déjà produit par les
tuniques moyenne et interne rompues par la pince, et que
celle-ci ne devra être détachée qu'au bout de quatre, six, douze,
vingt-quatre et même trente heures, suivant le calibre et l'importance du vaisseau saisi. On s'explique de la sorte que des
vaisseaux obturés, suivant un tel mécanisme, n'aient rien à
fournir à l'élimination nécrosique, qu'ils ne suppurent pas, que
les caillots sanguins ainsi formés puissent être repris plus tard
par absorption, et que les tissus pincés eux-mêmes viennent à
s'organiser par la suite, soit en tissu fibreux ou de cicatrice,
soit de toute autre manière.

Mais que nous sommes loin, comme vous le voyez, du des-
sèchement excessif et de ses conséquences, qui seraient non
moins pernicieuses qu'elles sont en contradiction avec les faits
qui ont été mis en avant par M. Kœberlé!

C'est pourquoi, après cette appréciation aussi insuffisante que
peu vérifiée du mode d'action du pincement des vaisseaux, ne
serez-vous que peu étonnés de voir, en lisant le Mémoire publié, à la fin de l'année dernière, par le chirurgien de Strasbourg, pour tenter de se faire attribuer le mérite de la conception de la méthode, qu'il établit, au sujet de l'hémostase
définitive des gros vaisseaux, des réserves et des craintes qui
ne sont aucunement légitimées par l'observation des faits.

Comment! M. Kœberlé prône l'excellence d'une méthode qu'il dit sienne; il s'en déclare en pleine possession par une pratique continue de près de dix années ; il la dit sûre, expéditive ; il lui reconnaît de très-nombreux avantages, non-seulement immédiats, mais pour les suites de l'opération, et quand il s'agit des cas où la méthode peut rendre les plus appréciables services, il écrit ceci : « Relativement aux très-gros vaisseaux, je crois qu'il est *toujours prudent, sinon toujours nécessaire, d'appliquer des ligatures*, à moins de laisser les pinces à demeure pendant un temps assez long, un à deux jours, ou plus si on le juge nécessaire (1) ! »

Comment! c'est là le degré de confiance et de certitude qu'inspire à M. Kœberlé ce moyen merveilleux d'hémostase, à lui qui aurait été d'autant mieux à même d'en comprendre et d'en apprécier tous les avantages qu'il voudrait en être déclaré le père ! Que M. Kœberlé nous permette de le lui dire : il parle inconsidérément et avec défiance de la méthode, parce que, malgré nos publications, il ne la connaît qu'imparfaitement. Oui, il est bien vrai que sur les très-gros vaisseaux, les pinces doivent être tenues à demeure pendant plusieurs heures : six, huit, douze, dix-huit et vingt-quatre heures, dans quelques cas exceptionnels même pendant trente-six heures. Mais, à la suite de ce temps, quand on vient à retirer les pinces, on est à l'abri de toute hémorrhagie. Et qu'est-ce que le maintien, pendant une durée relativement si courte, d'instruments tout à fait inoffensifs par leur présence dans les plaies, faciles à manier et à placer dans le pansement, en comparaison des inconvénients, des retards pour la cicatrisation et des suppurations interminables que déterminent, par leur séjour, les fils à ligature ? « Il est toujours prudent, sinon toujours nécessaire, » dit notre contradicteur! S'il avait appliqué, ne fût-ce qu'une fois, les pinces hémostatiques dans les conditions dont il s'agit, il se serait bien gardé de formuler une telle appréciation. Mais il s'en est tenu aux seules inductions que lui permettait de faire son inexpérience ; il a raisonné d'après le petit groupe de faits conser-

---

(1) *Bull. de la Soc. de chir.*, p. 778.

vés par son souvenir : une pince laissée à demeure pendant
six jours sur un vaisseau du calibre médiocre d'une artère ovarique et dont on attend avec effroi le détachement spontané !
Puis, partant de là, et tout ému des frayeurs passées, cet
homme d'initiative et de pratique hardie ne trouve encore
rien de tel qu'un bon fil pour lui procurer quelque quiétude !

En ceci, et malgré lui, M. Kœberlé revient à la conduite
qu'il a toujours tenue, quoi qu'il veuille alléguer aujourd'hui ;
ici perce le bout de l'oreille. M. Kœberlé a parlé magistralement tant qu'il s'est agi de faits énoncés dans notre enseigne-
ment et dont il lui a été possible depuis de vérifier toute l'exactitude par des essais et une pratique suffisamment répétés.
Mais quand il arrive à d'autres faits qu'il n'a plus été à même
de contrôler aussi bien, il hésite et se tient dans une prudente
réserve.

Eh bien ! en agissant ainsi, notre contradicteur, s'il ne
prouve pas ce qu'il désirerait pourtant si bien établir, qu'il
possède à fond la science d'obtenir l'hémostasie définitive par
les pinces, fait du moins acte de sagesse, car il a entrepris
une étude toute spéciale de la ligature des vaisseaux et de
l'art de disposer les fils dans les plaies avec le moins d'inconvénients possibles. Cette étude, il la produisait, en juillet 1874,
dans une allocution prononcée devant la Société médicale de
Strasbourg. Il est vrai que dans ce discours, tardivement publié depuis, et seulement en juillet ou août 1876, l'auteur fait
intervenir, à cette dernière époque, sans doute à titre de docu-
ment pouvant lui être utile pour aider à faire interpréter
l'histoire comme il voudrait qu'on la comprît, quelques lignes
calquées sur nos propres conclusions, à propos de la méthode
générale d'hémostasie à l'aide des pinces. Quelles applications
étendues croyez-vous qu'ait pu faire de la forcipressure le
chirurgien qui prononçait les paroles que vous allez entendre,
et qui alors énumérait ainsi les cas où il recourait à la ligature,
en dépit des grands avantages qu'il déclare aujourd'hui appartenir à la forcipressure ?

« Les fils des ligatures devront être dirigés, écrit-il, par le
trajet le plus court à travers l'incision, entre les points de su-

ture, isolés ou réunis; on peut aussi les faire passer à travers
un tube à drainage. Il faut les tirailler quelque peu à chaque
pansement, afin de constater qu'il ne s'amasse pas de liquides
le long de leur trajet, et afin de leur donner issue, s'il y a lieu.
Dans quelques circonstances, dans les moignons des amputés,
dans les extirpations de la glande mammaire, des tumeurs, etc.,
il est parfois avantageux de faire, pour certains fils, une ouverture spéciale à travers la peau. On abrége ainsi la durée
de la cicatrisation en obviant aux accidents consécutifs provenant du long trajet des fils (1). »

Et quelle conclusion peut-on tirer en voyant le chirurgien
qui déclare, en 1876, que « les ligatures des vaisseaux étaient
devenues excessivement rares » dans ses opérations, depuis
1867, s'occuper avec tant de soin, en 1874, des qualités que
doit présenter un bon fil à ligature, si ce n'est qu'il avait souvent à mettre celles-ci à profit? Or, en juillet 1874, dans l'allocution citée, M. Kœberlé disait ceci : « Relativement aux
ligatures, aux sutures profondes, à la filopressure, je donne
la préférence au fil en soie de Chine légèrement ciré, d'une
force variable suivant les circonstances. Les autres substances, telles que : le chanvre, le lin, la soie ordinaire, l'argent,
lui sont très-inférieures. Le fil doit être net, propre et lavé, si
c'est nécessaire, dans l'eau et l'alcool (2). »

Cet ensemble de témoignages vous paraît-il suffisant, Messieurs? Est-ce assez que d'avoir établi devant vous que, à
part les publications faites, dans un but intéressé, depuis
moins d'un an, par M. Kœberlé et dans lesquelles il a calqué
servilement nos propres conclusions, rien dans ses travaux
antérieurs et rien non plus dans les observations qu'il a publiées en si grand nombre ne peut, non pas établir, mais
même donner à penser qu'il ait eu la conception de chercher
à obtenir l'hémostasie définitive de vaisseaux de quelque importance par l'application plus ou moins prolongée des pinces? Les trois faits de la pratique de notre adversaire qui pourraient se rapporter à l'hémostasie définitive sont antérieurs à

<hr>

(1) *Mém. de la Soc. de méd. de Strasbourg*, t. XII, p. 19. Strasbourg, 1876.
(2) *Ibid.*, p. 17.

1867 ; dans chacun de ces cas, l'auteur avoue ne pas avoir agi de propos délibéré et en vertu d'une idée préconçue, mais avoir obéi à une nécessité et en se pliant aux exigences des faits. Et, à partir de 1867, date qu'il voudrait assigner à l'origine de sa pratique de l'hémostasie définitive sans intermédiaire, plus une seule observation à produire à l'appui de son dire, rien que des faits d'une signification opposée qui percent çà et là dans ses écrits !

C. *Hémostasie préventive.* — M. Kœberlé ne dit que peu de choses, dans le corps de son Mémoire, au sujet de l'hémostasie préventive à instituer par les pinces avant d'entreprendre certaines opérations portant sur des organes très-vasculaires et susceptibles de se prêter au pincement en masse. C'est pourtant là, d'après la disposition donnée à ses pinces, l'application à laquelle elles paraissent plus particulièrement pouvoir convenir. Il faut sûrement voir dans ce fait le résultat d'une omission tout à fait involontaire de sa part, car le procédé a trop d'avantages, dans certains cas, pour mériter d'être négligé, et notre contradicteur nous a appris qu'il ne fallait pas compter sur sa réserve.

M. Kœberlé se borne donc à indiquer que les pinces peuvent être utilisées « pour la *compression* temporaire préventive en masse dans des opérations variées, pour mettre à l'abri de l'hémorrhagie ou pour comprimer préalablement le tissu que l'on se propose de cautériser au fer rouge (1). » Pour le dire en passant, cette mention de la cautérisation au fer rouge d'un tissu divisé, malgré l'application préalable des pinces, qu'il serait si facile de tenir directement en place, pendant quelques heures, sur les orifices des vaisseaux ouverts, prouve bien, encore une fois, le faible parti que le chirurgien de Strasbourg sait tirer du pincement pour obtenir l'hémostasie définitive. Mais il montre aussi péremptoirement que, en apportant au mode d'agrafe des pinces à pression continue de Charrière les modifications qui fixent successivement ses mors à 7 millimètres et à 3 millimètres et demi d'écartement, M. Kœberlé

____

(1) *Mém. de la Soc. de méd. de Strasbourg*, t. XII, p. 778.

a tout spécialement eu en vue la compression temporaire. En dehors de cette action passagère et incomplète, puisqu'elle appelle forcément après elle la ligature ou le cautère actuel, le procédé n'a plus de portée. Et qu'on ne vienne pas dire que si, dans quelques circonstances, M. Kœberlé a recours au fer rouge, c'est afin de ne pas laisser dans la plaie, ne fût-ce que pendant un certain temps, des corps étrangers qui empêcheraient de la fermer immédiatement et pourraient s'opposer à la réunion immédiate. Cette raison serait inacceptable, puisque chacun sait qu'on n'obtient pas la réunion par première intention des surfaces cautérisées. Du reste, notre contradicteur le dit lui-même un peu plus loin : « Les tissus cautérisés au fer rouge ne peuvent être réunis d'une manière immédiate (1), » tandis qu'il a soin de noter que la présence d'une pince ne s'oppose pas à ce que cette réunion soit obtenue. Alors quel avantage M. Kœberlé trouve-t-il donc à agir ainsi? Je vais vous le dire : cet avantage est immense pour lui, car il lui donne le moyen d'obtenir l'hémostase dans des tissus très-vasculaires où il se verrait certainement condamné à échouer à moins de recourir à la ligature. Écoutez-le plutôt : « Le fer rouge ou tout autre cautère actuel arrête difficilement l'hémorrhagie des vaisseaux un peu volumineux, si on ne peut pas produire une hémostase par *compression préalable* des tissus à cautériser (2). » Ainsi voilà qui est net : M. Kœberlé fait du pincement temporaire, pour obtenir une hémostase préventive en vue d'arriver enfin à l'hémostasie définitive par le fer rouge!

Nous vous le demandons, Messieurs, ceci ressemble-t-il en rien à notre pratique, et nous avez-vous vu jamais compliquer ainsi à l'extrême nos manœuvres hémostatiques par méfiance de nos pinces? Nous avons dans leur emploi, vous le reconnaîtrez, et plus d'assurance et plus de certitude.

Voilà donc déjà, suivant le chirurgien de Strasbourg, l'une des applications du pincement faite en vue d'arriver à l'hémostasie préventive. C'est, sans doute, à ses yeux l'une des prin-

(1) *Bull. et Mém. de la Soc. de chir.*, *loc. cit.*, p. 785.
(2) *Ibid.*, p. 785.

cipales, puisqu'elle est la seule qui soit citée par lui dans le
corps de son Mémoire, et pourtant, on croirait, en les voyant,
que c'est tout spécialement dans ce but que les pinces de Charrière ont été modifiées par lui. Mais comme M. Kœberlé s'est
imposé la tâche de ne laisser de côté aucune partie de notre
méthode, aucun point de vue de notre travail, sans les revendiquer aussitôt comme siens, il ne pouvait s'en tenir à cette
application d'un intérêt fort médiocre et qui avait, en outre,
le tort de ruiner tout un groupe de ses prétentions antérieure-
ment exposées.

Nous avions, vous le savez, consacré un chapitre de nos
Leçons sur la forcipressure à établir tous les avantages que
l'on peut obtenir du pincement pour produire l'hémostasie
préventive. Nous donnions, comme preuves à l'appui, quelques observations de malades ayant subi devant vous des opérations portant sur des régions très-vasculaires (l'utérus, les
lèvres, les joues, la luette, la langue, les tissus érectiles), et
dans lesquelles le pincement préventif des vaisseaux nous avait
procuré un succès aussi certain que facile. Nous produisions
même devant vos yeux à ce sujet quelques modèles nouveaux
de pinces que nous avions imaginés dans ce but : les pinces à

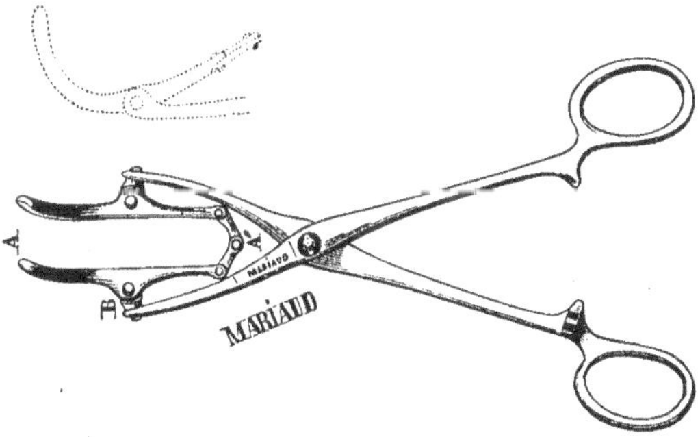

Fig. 29. — Pinces à mors articulés.

mors articulés pour les lèvres et les parties étalées ou mem-
braneuses (fig. 29), les pinces à broche pour transfixer la
base de la langue et en comprimer les vaisseaux (fig. 30 et 31).

Et enfin, dans nos conclusions présentées d'abord à l'Académie de médecine (1), puis consignées quelque temps après à la

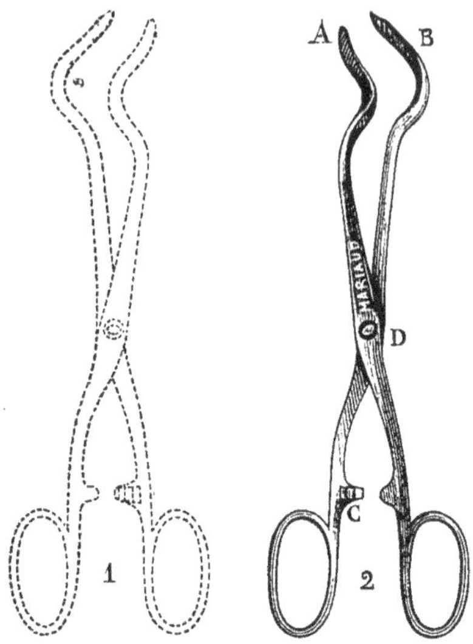

Fig. 30. — Pinces à transfixion et à crémaillère (petit modèle).

fin de la monographie de MM. Deny et Exchaquet, nous résumions notre opinion en disant :

« Les pinces permettent d'obtenir l'*hémostasie préventive*

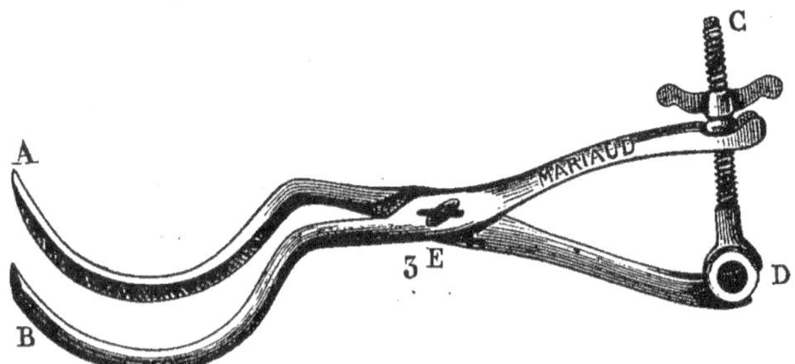

Fig. 31. — Pinces à transfixion d'une grande puissance et manœuvrées
au moyen d'un écrou.

dans un certain nombre d'opérations sur la langue, les

(1) Séance du 19 janvier 1875.

joues, etc., et, d'une façon générale, dans les ablations de tumeurs pédiculées ou faciles à pédiculiser (1). »

Or, que dit M. Kœberlé, en 1876, dans les conclusions de ce Mémoire, où il fait mieux voir son esprit inventif pour les procédés de chicane que son génie d'inventeur? Il note, en cherchant à s'attribuer le mérite de la découverte, la possibilité d'obtenir l'hémostasie préventive par les pinces, sans oser pourtant la désigner du nom que nous lui avons donné et qui est le seul qui permette d'en bien faire saisir les applications.

« *On* peut, écrit-il, utiliser ces mêmes pinces pour l'hémostasie temporaire en comprimant en masse les parties molles de tous les organes minces, saillants, peu épais, en plaçant *deux de ces pinces* à angle plus ou moins aigu, de manière à se toucher par leur extrémité (2). »

On, allez-vous nous dire, c'est le vague, l'indéterminé, vous peut-être que l'auteur a voulu désigner par ce vocable impersonnel... Erreur! car ce chapitre de *conclusions* commence par ces mots formels : « Mes pinces hémostatiques agissent d'après le principe, etc., etc. (3), » et tout ce qui suit, d'après le rédacteur, représente l'œuvre de M. Kœberlé.

Il est vrai que les pinces ne sont pas l'invention de M. Kœberlé, qui leur a tout au plus fait subir quelques modifications peu avantageuses sous le rapport de la pratique, nous vous l'avons démontré ; que le principe sur lequel ce chirurgien appuie sa prétendue méthode est faux, vous l'avez vu ; que cette méthode n'est qu'une fiction ou mieux qu'une prétention faussement produite, car celui qui la revendique comme sienne est assez peu familiarisé avec les applications qu'elle est susceptible de recevoir, pour qu'il ne puisse jamais parvenir à l'exposer d'une façon ferme et sans contradiction, ni à l'établir par des *groupes* de faits entrepris en connaissance de cause, décidés en dehors des nécessités survenues au cours d'une opération, et tirés de sa pratique personnelle.

Et malgré l'évidence de ces arguments irréfragables, M. Kœ-

(1) *De la forcipressure*, par Deny et Exchaquet, p. 68.
(2) *Bull. et Mém. de la Soc. de chir.* Nouv. série, t. II, an. 1876, p. 786.
(3) *Ibid.*

berlé n'hésite pas à faire magistralement étalage de ce qu'il appelle sa méthode. Il nous accuse de l'en avoir spolié ! Sa méthode ! Ah ! une dernière fois, Messieurs, récapitulons encore les faits ensemble, ce sera prononcer le jugement et fermer le débat.

Pincement et hémostasie temporaires. — Pratiquée aux cours des opérations et seulement pour réprimer temporairement le cours du sang, la conception de ce procédé est fort ancienne. Le seul mérite que puisse revendiquer la chirurgie contemporaine est d'avoir su en généraliser l'application à la pratique de toutes les opérations, et, sans vouloir en désigner autrement le principal initiateur, ce ne fut certes pas M. Kœberlé.

Hémostasie définitive par le pincement — Ici, il y a deux points de vue très-différents, suivant que l'on considère l'hémostasie obtenue sur les petits vaisseaux et celle à obtenir sur les vaisseaux d'un certain calibre et sur les gros vaisseaux. La première n'est que peu intéressante, puisqu'elle peut, en général, être facilement obtenue par un grand nombre de moyens autres que le pincement. La seconde, au contraire, est d'un extrême intérêt puisqu'elle permet, grâce aux pinces, de supprimer la ligature et les graves inconvénients ultérieurs que celle-ci peut présenter ; qu'elle se prête, dans un grand nombre de cas, à la réunion immédiate, et qu'elle rend possibles un certain nombre d'opérations qui, à son défaut, n'auraient que peu de chances de réussir. Comme tout le monde, M. Kœberlé a entrevu la première. Quant à la seconde, loin d'en être l'inventeur, elle lui est encore assez peu familière pour qu'il n'en connaisse pas toutes les applications ; pour qu'il ne puisse formuler les règles précises qui doivent présider à son emploi ; pour qu'enfin il n'en parle toujours qu'avec une méfiance qui n'est qu'une preuve trop certaine de son peu d'expérience à ce sujet.

Pincement et hémostasie préventifs. — Signalés seulement et incidemment en deux passages du riant Mémoire de M. Kœberlé comme représentant une chose possible, un peu plus il les passait complétement sous silence. Dès le moment qu'on émettait des prétentions d'invention de méthode, c'était pourtant un point de vue qu'il était indlspensable de considérer, puisqu'il se trouvait implicitement contenu dans les deux groupes des applications du pincement qui précèdent. Mais notre contradicteur, dans l'aventure odieuse qu'il a entre-- prise, avait trop de vraisemblances à imaginer et à établir pour pouvoir également s'attacher au fond et à la forme. Il nous a emprunté le fond ; son initiative se borne à avoir écrit le plai- doyer. Elle est peu enviable !

Maintenant, un dernier mot, car, à prolonger plus longtemps devant vous cette discussion écœurante, le dégoût vous pren- drait. Je vais vous lire, Messieurs, les conclusions qui furent présentées à l'Académie de médecine *en janvier* 1875, au mo- ment même où deux de mes élèves, MM. Deny et Exchaquet, publiaient les leçons que j'avais professées, l'année précédente, sur la forcipressure ; en regard je vous présenterai les conclu- sions dont M. Kœberlé a fait suivre son mémoire, *en novembre* 1876. Ces deux documents en main, vous les comparerez et vous examinerez si le chirurgien strasbourgeois a ajouté un mot, une idée, un aperçu même, s'il a apporté une modification, si petite qu'elle soit, à ce que nous avons fait, ou s'il s'est borné à en faire une copie servile, à commettre une action déloyale !

Conclusions présentées par nous en janvier 1875 *à l'Académie de médecine et reproduites telles qu'elles figurent à la fin du Mé- moire sur la forcipressure publié d'après nos leçons professées en* 1874 *à l'hôpital Saint-Louis, de MM. Deny et Exchaquet.*

« Nous pourrions rapporter encore un grand nombre de faits où les pinces hémostatiques ont été employées avec avantage, car c'est par centaines qu'il faudrait compter les opérations dans lesquelles M. Péan les a appliquées depuis plusieurs an- nées. Toutes les personnes qui ont assisté à ses cliniques ont été frappées comme nous des avantages réalisés par ce procédé d'hémostase. Infiniment plus simple et plus facile à exécuter que la ligature ou la torsion, la forcipressure ne le cède pas davantage à ces procédés par les résultats définitifs qu'elle donne. Elle permet, en outre, de pratiquer les opérations en perdant moins de sang qu'avec toute autre méthode, et ne cause aucune douleur au malade, grâce aux procédés perfectionnés qui servent à l'exécuter.

« Nous croyons donc pouvoir, en terminant, tirer des faits exposés dans ce travail les propositions suivantes :

« 1° La forcipressure ne peut être confondue avec aucun autre procédé d'hémostase.

« 2° D'origine ancienne, elle n'a été employée que dans ces dernières années, pour remplacer dans les opérations chirurgicales les procédés d'hémostase généralement usités, tels que la ligature, la torsion, etc.

« 3° Elle n'a pris véritablement rang dans la science qu'à partir du jour où M. Péan a fait construire, pour l'exécuter, des pinces spéciales dites *pinces hémostatiques*.

« 4° Ces pinces permettent d'obtenir l'*hémostasie préventive* dans un certain nombre d'opérations sur la langue, les joues, etc., et d'une façon générale dans les ablations de tumeurs pédiculées ou faciles à pédiculiser (*forcipressure préventive*).

« 5° Appliquées sur l'extrémité des vaisseaux divisés dans le cours d'une opération ou par le fait d'un traumatisme accidentel, ces pinces produisent l'*hémostasie temporaire* (*forcipressure temporaire*).

« 6° Laissées en place sur ces vaisseaux pendant quelque temps, le plus souvent de douze à trente-six heures, elles déterminent l'*hémostasie définitive*, et peuvent ainsi remplacer avantageusement, dans la plupart des cas, la torsion et la ligature, leur séjour dans les plaies ne déterminant jamais d'accidents (*forcipressure définitive*). »

Conclusions insérées par M. Kœberlé à la fin du Mémoire qu'il a lu à la Société de chirurgie dans la séance du 29 novembre 1876.

« Mes pinces hémostatiques agissent d'après le principe d'une compression excessive, et produisent ainsi l'hémostasie définitive des vaisseaux divisés par dessication des parties pincées.

« Leur usage simplifie d'une façon notable la pratique des opérations chirurgicales.

« Destinées dans le principe à produire simplement une hémostasie temporaire et à faciliter l'hémostasie définitive à l'aide de ligature, je les ai employées depuis 1867 dans les opérations les plus variées pour produire directement l'hémostasie définitive par une application de quelques minutes sur les vaisseaux divisés. Pour les gros vaisseaux, il est prudent de les laisser pendant quelques heures, un jour au plus.

« On supprime ainsi, d'une manière à peu près complète, les ligatures, si toutefois on juge à propos d'en faire dans certaines circonstances. De toutes manières, l'emploi des pinces hémostatiques facilite l'application de ces ligatures et permet de restreindre autant que possible la perte de sang et d'abréger la durée des opérations.

« Après l'ablation des pinces, qui représentent en quelque sorte une ligature amovible à volonté, il ne reste aucun corps étranger dans les plaies.

« On peut utiliser ces mêmes pinces pour l'hémostasie temporaire en comprimant en masse les parties molles de tous les organes minces, saillants, peu épais, en plaçant deux de ces pinces à angle plus ou moins aigu de manière à se toucher par leur extrémité.

« L'application des pinces est d'une exécution facile, rapide, et peut dispenser du concours d'aides. »

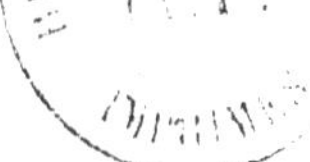

3937-77. — CORBEIL, imp. de CRÉTÉ.